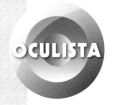 **編集企画**

JN115592

　眼鏡・コンタクトレンズ処方の基本手順は，他覚屈折値，自覚屈折値から処方候補度数を求め，装用テストで装用感を確認して行うが，適切な屈折矯正には，眼光学，眼鏡光学上の基本原則を前提としたうえで，症例ごとに裁量を加える作業が必要となる．

　新生児～幼少期の視覚発達期には，単に見え方の向上ではなく，視力や両眼視機能の発達の観点からの屈折矯正を行う必要がある．逆に，壮年～老年期には，年齢とともに調節力が低下するため，その年代ごとに残存する調節力を有効利用しつつも負荷を生じない加入度数の屈折矯正手段が必要となる．近年はレンズデザインの進化により累進屈折力眼鏡の視認性は以前に比べて飛躍的に向上しており，また，さまざまなコンタクトレンズ等も有用な選択肢となる．さらに，ロービジョンでは，眼鏡等のデバイスを拡大観察目的として有効に利用することができるが，その際には，読書効率を最大限に得るための処方手順を知っておく必要がある．

　昨年，職業能力開発促進法施行規則(厚生労働省令)の改訂により技能検定職種として「眼鏡作成技能士」が正式に新設され，眼鏡に関する業界は新たな時代を迎えることとなった．眼鏡処方は眼科クリニックの基本業務の1つであるとともに，さまざまな眼疾患の可能性をスクリーニングする貴重な機会でもあり，適切な眼鏡処方は，症例それぞれのニーズのみならず，視覚と体の状態を考慮して行われる必要がある．

　近年の眼鏡レンズデザイン，特に高性能な累進屈折力レンズは同じ加入度数表示でも装用感は各メーカーのさまざまなモデルごとに異なるため，眼鏡処方には，各社の眼鏡レンズ特性を熟知した眼鏡店と眼科クリニックとの連携は不可欠である．しかしながら一方では，安易な企画で営利のみを追求する眼鏡チェーン等も存在することも事実である．コンタクトレンズにおいても同様に，素材，機能，ケア，販売等で，良い意味でも，悪い意味でも多様性が拡大している．したがって，眼科クリニックにおいては，眼鏡・コンタクトレンズ処方に関する知識と技術への研鑽はこれまで以上に重要なものとなる．

　このような時代を迎えるにあたり本企画では，年代別，目的別に，眼鏡，コンタクトレンズ処方の指針となるべく，各分野の第一線の専門家にご自身の経験に基づく解説のご執筆をお願いした．明日からの処方の助けとなれば幸いである．

2022 年 6 月

野田　徹

前田直之

KEY WORDS INDEX

糸井　素啓
（いとい　もとひろ）

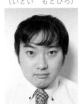

2010年	東京医科大学卒業
2012年	京都府立医科大学眼科入局
2013年	同大学附属北部医療センター眼科
2016年	静岡県藤枝市民病院眼科
2021年	京都府立医科大学大学院視覚再生外科学科修了　琵琶湖大橋病院

太刀川貴子
（たちかわ　たかこ）

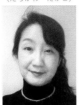

1990年	東京女子医科大学卒業　同大学付属第二病院眼科入局
1992年	同，助手
2000年	同，准講師
2002年	東京都老人医療センター眼科
2003年	国立病院印刷局東京病院眼科，医長
2007年	都立大塚病院眼科，医長　東京女子医科大学東医療センター，非常勤講師
2017年	同，部長

不二門　尚
（ふじかど　たかし）

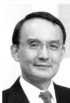

1982年	大阪大学卒業
1983年	Indiana州立大学 Research Associates
1992年	大阪大学医学部眼科，助手
1996年	同，講師
2001年	大阪大学大学院医学系研究科・医用工学講座・感覚機能形成学，教授（眼科兼担）
2019年	同大学院生命機能研究科，特任教授

大口　泰治
（おおぐち　やすはる）

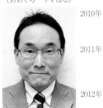

2004年	福島県立医科大学卒業
2006年	同大学医学部附属病院，卒後臨床研修修了　同病院，後期研修（眼科専門医コース）修了　同病院眼科学講座，病院助手
2011年	同大学大学院機能制御医科学専攻機能再建学領域眼機能再建学修了　太田西ノ内病院眼科，医員
2012年	福島県立医科大学医学部附属病院眼科学講座，助教
2020年	同，講師
2021年	同，非常勤講師　梶田眼科，副院長

土至田　宏
（としだ　ひろし）

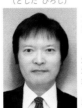

1992年	聖マリアンナ医科大学卒業　順天堂大学眼科入局
1996年	同大学医学部薬理学
1998年	同大学大学院修了　米国ルイジアナ州立大学眼科
2004年	順天堂大学眼科，講師
2007年	同，准教授
2009年	同大学医学部附属静岡病院眼科，准教授
2014年	同，先任准教授

前田　直之
（まえだ　なおゆき）

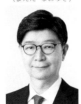

1984年	高知医科大学卒業
1992年	米国ルイジアナ州立大学眼科リサーチフェロー
1999年	大阪大学眼科，講師
2001年	同大学大学院感覚機能形成学，助教授
2004年	大阪大学大学院視覚情報制御学寄附講座，教授　湖崎眼科，副院長
2017年	大阪大学大学院，特任教授

金澤　正継
（かなざわ　まさつぐ）

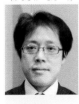

2003年	東洋大学文学部哲学科卒業
2010年	キクチ眼鏡専門学校卒業
2013年	北里大学大学院医療系研究科視覚情報科学専攻修了（医科学修士）　同大学医療衛生学部視覚機能療法学，研究員　学校法人村上学園専門学校日本医科大学校
2016年	株式会社朝倉メガネ

中島　伸子
（なかじま　のぶこ）

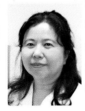

1992年	京都府立医科大学卒業　同大学眼科入局
1993年	京都府立与謝の海病院眼科，医員
1994年	舞鶴赤十字病院眼科，医員
1996年	日本バプテスト病院眼科，医長
1999年	バプテスト眼科クリニック，院長
2004年	中島眼科クリニック開設

松澤亜紀子
（まつざわ　あきこ）

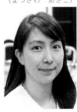

1997年	聖マリアンナ医科大学卒業　同大学眼科学入局
2004年	板橋中央総合病院眼科
2007年	聖マリアンナ医科大学眼科，助教
2015年	同，講師
2016年	川崎市立多摩病院眼科，副部長
2021年	同，部長

斉之平真弓
（さいのひら　まゆみ）

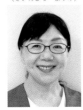

1987年	愛知医科大学卒業　大阪大学医学部眼科学教室
1989年	関西労災病院眼科
1990年	眼科杉田病院
2008年	宮田眼科病院
2014年	鹿児島大学医学部附属病院眼科，非常勤講師（兼任）

野田　徹
（のだ　とおる）

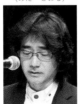

1986年	浜松医科大学卒業
1988年	慶應義塾大学病院眼科，臨床研修医
1990年	同大学医学部眼科，助手
1991年	国立東京第二病院，医員　東京女子医科大学眼科，非常勤講師
1998年	国立病院東京医療センター，眼科医長
2001年	同センター臨床研究部，視覚研究室長
2003年	同センター臨床研究センター，リハビリテーション研究部長
2007年	国立病院機構東京医療センター診療部，眼科部長
2010年	東京医療保健大学大学院看護研究科，臨床教授
2020年	国立病院機構東京医療センター，医療情報部長・眼科科長

四倉絵里沙
（よつくら　えりさ）

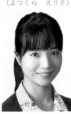

2010年	慶應義塾大学卒業　横浜市立市民病院，初期臨床研修医
2012年	慶應義塾大学眼科学教室入局
2014年	済生会中央病院眼科
2016年	慶應義塾大学大学院入学
2020年	学位（医学博士）取得　慶應義塾大学眼科学教室，助教

年代別・目的別 眼鏡・コンタクトレンズ処方
—私はこうしている—

編集企画／国立病院機構東京医療センター眼科科長　野田　徹
湖崎眼科副院長　前田直之

Monthly Book

OCULISTA

編集主幹／村上　晶　高橋　浩　堀　裕一

No.112 / 2022.7◆目次

CONTENTS

「OCULISTA」とはイタリア語で眼科医を意味します．

Monthly Book

OCULISTA
オクリスタ

2022.3月増大号
No.
108

「超」入門 眼瞼手術アトラス
―術前診察から術後管理まで―

眼瞼手術は**この一冊から！**豊富な図写真とともに、眼瞼手術のエキスパートが
初学者に分かりやすく解説した**眼瞼手術手技**特集！

編集企画 嘉鳥信忠 聖隷浜松病院眼形成眼窩外科顧問／大浜第一病院眼形成眼窩外科
今川幸宏 大阪回生病院眼形成手術センター部長
2022年3月発行 B5判 150頁 定価5,500円（本体5,000円＋税）

目 次

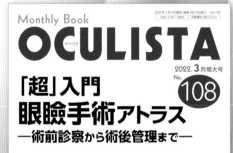

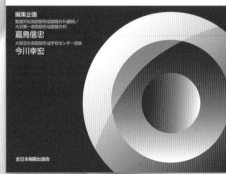

全日本病院出版会 〒113-0033 東京都文京区本郷 3-16-4 Tel：03-5689-5989
www.zenniti.com Fax：03-5689-8030

MB OCULI. No. 112：1−8, 2022

特集／年代別・目的別 眼鏡・コンタクトレンズ処方―私はこうしている―

眼鏡処方の基本

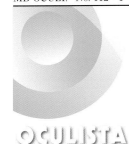

不二門　尚*

Key Words : 眼鏡処方(glass prescription), 他覚的屈折検査(objective refraction), 自覚的屈折検査(subjective refraction), クロスシリンダー(cross cylinder), 不正乱視(irregular astigmatism)

Abstract : DX 時代において, コンピュータ, スマートフォンの画面等, 高精細な画像を見る必要が増加しており, 長時間使用する場合には快適に見える眼鏡が必要になる. 眼鏡処方は, 他覚的屈折検査での値を参考に, 自覚的屈折検査を行い, さらに, 患者の生活スタイルに応じた度数に調整する. 視力が十分に出ない場合は, 角膜または水晶体に不正乱視はないか, 調節けいれんはないか等の鑑別をすることが, 視機能管理のプロである眼科医には求められる. 本稿では, 眼鏡処方の原理と標準的な手順を解説する.

はじめに

DX(digital transformation)は「データとデジタル技術を活用して, 社会のニーズを基に, 製品やサービスを変革すること」であるが, DX 時代において, 高齢者でもコンピュータ, スマートフォンの画面等, 高精細な画像を見る必要があり, 長時間使用する場合には眼鏡が必要になる. 一方, 高齢者に対して, 白内障手術時に遠近両用の眼内レンズ(IOL)が使用される時代になっているが, 術後に眼鏡が必要な場合もある. 眼鏡は, 屈折矯正の基本であり, 視機能管理のプロである眼科医は, 眼鏡処方の基本を継続的に学んでいく必要がある.

屈折検査の前に必要な検査

1. 問　診

眼鏡処方を希望して患者が来た場合, 問診が重要となる. 見にくさを訴える場合, 成人では遠方の視力低下なのか, 近方の視力低下なのかを聞く

必要がある. また眼疲労はないか, 複視(単眼, 両眼)はないか等についても聞く必要がある. 日常生活の状況(コンピュータの使用時間, 運転の有無等)も把握しておく必要がある. 小児の場合は, 学校で席は前から何番目で, 黒板は見えるか否か, スマートフォンやタブレットの使用時間等について聞く必要がある.

2. 器質的眼疾患の鑑別

視力低下を訴える場合は, まず矯正視力 1.0 以上が得られるか否かのチェックが必要である. 1.0 以上の視力が出なければ, 眼疾患を疑い, 細隙灯顕微鏡検査で角膜障害や, 白内障の有無を検査するとともに, 眼底検査, OCT 検査で網膜, 視神経の疾患の鑑別が必要となる. 透光体の状態を全体的に把握するには, 検影法が有用である. 検影法あるいは徹照法で不正乱視が疑われたら, 角膜トポグラファーや波面センサーの検査を行い[1], 円錐角膜や水晶体疾患を鑑別する必要がある. 図 1 は, 3 歳半児健診で, 左眼の弱視疑いと診断され, 精査目的で紹介された症例である. 徹照法で瞳孔領の上方に混濁を認めた. 左眼矯正視力は 0.06 であったが, 眼鏡＋遮閉訓練で 0.3 まで

* Takashi FUJIKADO, 〒565-0871　吹田市山田丘 1-3　大阪大学大学院生命機能研究科, 特任教授

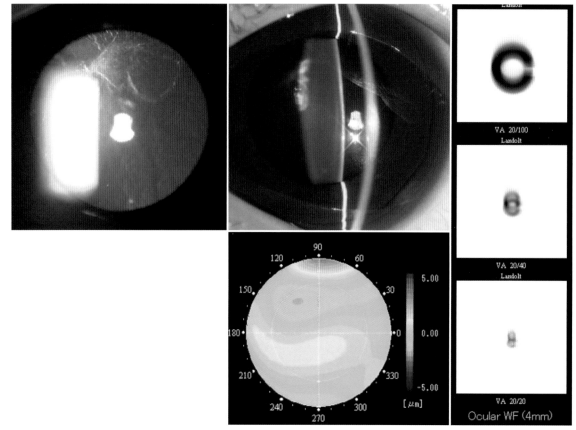

図 1. 3歳半児健診で左視力不良を指摘された症例
徹照法で瞳孔領上方に混濁を認め(a), 細隙灯顕微鏡で水晶体後面に部分白内障が
みられた(b). 波面収差解析で, コマ収差が示された(c, d). 不正乱視による弱視
の症例だが, 眼鏡処方＋遮閉訓練により視力は 0.06 から 0.3 に改善した.

|a|b| |
|c| |d|

改善した[2].

3. 機能的眼疾患の鑑別

　通常の自覚的屈折検査で視力 1.0 が得られない
場合でも, 調節麻痺剤の点眼後 1.0 以上の視力が
得られる場合がある. このような場合は調節けい
れん等の機能的な疾患の存在が示唆される. また
レンズ中和法により視力が向上する場合, 心因性
視力障害が示唆される.

　眼精疲労や複視を訴える場合は, 眼位検査で斜
視の有無を鑑別し, 輻湊近点の検査で輻湊不全を
鑑別する必要がある. 大視症を訴える場合, 不等
像視の検査が必要となる.

屈折検査

1. 屈折矯正の基本概念

　眼の屈折値は, 眼前 12 mm に置かれた矯正レ
ンズの値で定義される. 屈折矯正のためのレンズ
値は, 眼の遠点を焦点とするようなレンズ値で決
定される. 遠点は近視の場合眼前にあり, 遠視で
は眼の後方に存在する. したがって, 近視の場合
コンタクトレンズ(CL)で矯正する場合のほうが,
眼鏡より少ないレンズ値ですみ, 遠視の場合は逆
に CL のほうがレンズ値は大きくなる. 白内障術
後無水晶体眼になったときの矯正レンズ値は, 眼
内レンズが最も大きく, CL, 眼鏡の順になる(図2).

2. 他覚的屈折検査

1) 原 理

　他覚的屈折検査として, オートレフラクトメー
タが広く用いられている. 近赤外光(830 nm)を用
いて円形の視標を眼底に投影して, 網膜から反射
して返ってくる光を画像処理して球面値と円柱レ
ンズ値, 軸を求める方法をとっている. 測定瞳孔
径は 2.5 mm 程度(機種により異なる)である. 一
方, 自覚的屈折検査による屈折値の測定は可視光

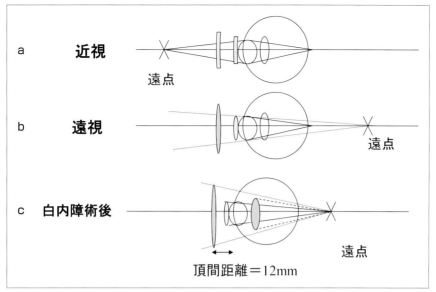

図 2. 屈折矯正の基本概念

眼の屈折値は，眼前 12 mm に置かれた矯正レンズの値で定義される．屈折矯正のためのレンズ値は，眼の遠点を焦点とするようなレンズ値で決定される．遠点は，近視の場合眼前にあり，遠視では眼の後方に存在する．したがって，近視の場合コンタクトレンズ（CL）で矯正する場合のほうが，眼鏡より少ないレンズ値ですみ（a），遠視の場合は逆に CL のほうがレンズ値は大きくなる（b）．白内障術後無水晶体眼になったときの矯正レンズ値は，眼内レンズが最も大きく，CL，眼鏡の順になる（c）．

（555 nm が中心）を用い，瞳孔径 3〜4 mm で行われる．したがってオートレフによる測定値には補正が必要である．測定波長の違いから，実測値は 0.6 D 程度遠視寄りに出るので，これがまず補正される．次に瞳孔径等に個人差があるので，多数の被検者に対して自覚値と他覚値が平均として一致するような校正直線が作成され，これを元に屈折値が表示される．この値を参考に自覚的屈折検査が行われる．したがって，屈折検査の golden standard はあくまで自覚的屈折検査であることに留意する必要がある．

2）自覚値と他覚値に解離のある場合

核白内障では核がある水晶体中央部の屈折度が高くなる場合が多く，オートレフラクトメータでは自覚的検査と比べて，近視寄りの値が出ることがある．これは，オートレフは瞳孔の中心部の直径 2.5 mm 付近の屈折を評価しているが，自覚的検査ではもう少し広い範囲の瞳孔部位での屈折を評価しているためと思われる（図 3）．

皮質白内障（図 4）では水晶体中央部の皮質の屈折度が低くなる場合が多く[3]，瞳孔径の小さい昼間の屈折値は近視度が少なく，瞳孔径の大きくなる夜間は近視度が強くなる場合がある．

分節型 IOL（図 5）を挿入した眼では，瞳孔の下半分に加入度数が入っており，オートレフ値は上半分と下半分の平均値となる．したがって，自覚値と他覚値に解離がみられる（他覚値のほうが加入度数の 1/2 程度近視寄りになる[4]）．

3．自覚的屈折検査

1）検査法

自覚的屈折検査では，できる限り調節休止時に近い状態で眼の屈折度を決定することが必要である．調節の介入を防ぐ検査法として，雲霧法がある．自覚的屈折検査は，調節力の強い小児では，雲霧法に乱視表を用いた方法（後焦線が網膜よりやや前）が用いられる．成人では一般に適度に調節した状態で測定するクロスシリンダー法（最小錯乱円が網膜上）が用いられる．

自覚的屈折検査は，他覚的屈折検査での値を参考にするが，注意すべき点は，円柱レンズで矯正

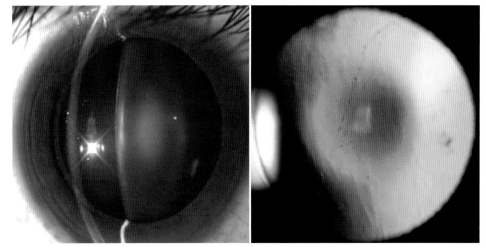

図 3. 核白内障眼における，自覚的検査値と他覚的検査値の解離　a│b
40 歳，男性．徹照(a)および細隙灯顕微鏡(b)で水晶体中央部に核白内障を認めた．屈折値はオートレフでは−10 D であったが，自覚では正視であった．オートレフは瞳孔の中心部の直径 2.5 mm 付近の屈折を測定しているが，自覚値はもう少し広い範囲の瞳孔部位の屈折を反映しているため，自覚値と他覚値が解離したと考えられる．

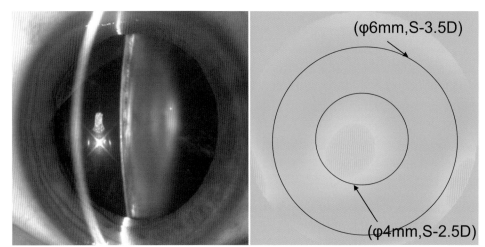

(φ6mm,S-3.5D)

(φ4mm,S-2.5D)

図 4. 皮質白内障眼における，昼間屈折値と夜間屈折値の解離　a│b
60 歳，男性．タクシー運転手．(−)度数の少ない昼間用の眼鏡と(−)度数の強い夜間用の眼鏡を所有している．波面収差解析(b)をすると，球面度数は，瞳孔径 4 mm では，−2.5 D，瞳孔径 6 mm では−3.5 D であった．皮質白内障(a)では水晶体中央部の皮質の屈折度が低くなる場合があり，明所時と暗所時で屈折値が異なった症例である．

可能な乱視(正乱視)か，矯正不可能な乱視(不正乱視)かを見極めることである．このためには他覚的屈折検査による全乱視と角膜乱視の値が解離している場合(水晶体乱視の可能性がある)(図 6)や，mire 像が非対称の場合(円錐角膜等の角膜疾患が疑われる)等に注意する必要がある．

2）クロスシリンダー法[5]

クロスシリンダー(CC)法は，CC を用いて乱視軸と乱視度を決定し，正確な視力測定を行うこと，および眼鏡処方を行うための基礎データを得ることが目的である．

CC は，凸の円柱レンズと凹の円柱レンズを，軸を 90°ずらして裏向きに貼りつけたもので，主

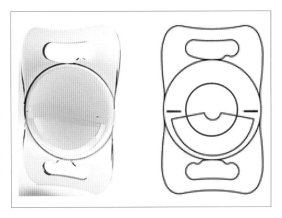

図 5.
分節型多焦点 IOL 挿入眼の屈折測定
分節型多焦点 IOL を挿入した眼では，瞳孔の下半分に加入度数が入っており，オートレフ値は，上半分と下半分の屈折値の平均値となる．したがって，自覚値と他覚値に解離がみられる（他覚値のほうが加入度数の1/2程度近視寄りになる）．

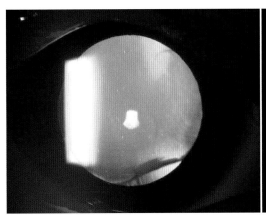
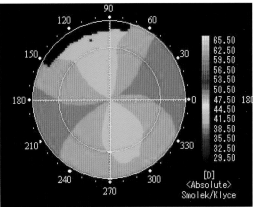

a	b
	c

図 6.
水晶体偏位．角膜乱視と全乱視の解離
4 歳，女児．弱視疑いで紹介受診．RV = (0.4 × S − 1.0 D = C − 6.0 D Ax 15).
角膜乱視は − 2.0 D の正乱視（b）で，角膜乱視と全乱視の解離が認められた．
徹照で水晶体偏位がみられ（a），波面収差解析で不正乱視がみられた（c）．
不正乱視は水晶体に起因すると考えられた．

として通常円柱レンズの度数が0.5 D のものが用いられる．円柱レンズの軸と乱視軸が異なった場合，円柱レンズの効果は，R(θ) = R × sin2θ(θは，ずれの角度)の式に従って変化する原理に基づいて考案された検査法である．検査は最小錯乱円が常に網膜上にある状態で行われ，CC を素早く反転する前後での，像の鮮明さ（最小錯乱円の大きさ）を比較することで，乱視軸を決定する（図7）．本法は雲霧を必要としない点，および乱視軸が正

確に決められる点が特徴である．

＜クロスシリンダー法の手順＞
①検査のための球面レンズ値の決定
他覚的屈折検査の球面レンズ値に，乱視度数の1/2を加えた値を参考に，最良の視力が得られる球面レンズ値を求める（このとき最小錯乱円は網膜上）．
②乱視軸の決定
他覚的屈折検査で求められた乱視軸の方向に仮

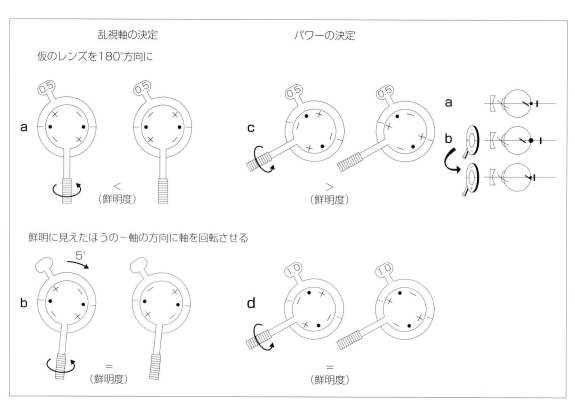

図 7. クロスシリンダー(CC)法による乱視検査の例

オートレフラクトメータで S＋0.5 D＝C－1.0 D Ax 170° の屈折値が得られた場合，仮の補正レンズ C－0.5 D を Ax 180° に入れて CC を反転する(a)．反転後のほうが鮮明な場合，円柱レンズの軸を CC の(－)軸方向に 5°回転させ，同様の操作を行う(b)．反転前後の鮮明度が同じなら軸は 175° となる．次に 175° 方向に CC の (－)軸を合わせ反転させる(c)．反転前のほうが鮮明ならば，補正レンズの度数を C－1.0 D に上げ，同様の操作を行う(d)．反転前後の鮮明度が同じ場合，乱視の度数は 1.0 D となる．

補正の円柱レンズ(度数は屈折検査での度数を越えない値)を挿入した後，この軸に CC の中間軸をセットし，被検者に反転前後の像の鮮明さを比較させる．像の鮮明さが同じならばその軸は正しい．反転により像の鮮明さが異なるなら，仮補正の円柱レンズを，像が鮮明であったほうの CC の(－)軸方向に 5°ずつ回転させ，反転しても像の鮮明さが変わらなくなった角度が，乱視軸となる．

③乱視度数の決定

仮補正の円柱レンズの軸に CC の(－)軸を合わせ，反転させて像の鮮明さを聞く．(－)軸を合わせたほうが鮮明であれば，円柱レンズの度数を上げ，反転して見え方が変わらなくなった度数が，乱視度数となる．

④球面レンズ値の決定

③で決定した乱視レンズを装用させたうえで視力検査を行い，最高の視力が得られる最も低い度数の凹レンズ値または最も高い度数の凸レンズ値を求め，最終的な球面レンズ値とする．

⑤検査成績の判定

最終的に矯正レンズが過矯正になっていないかを確認する方法として，2色テスト(赤緑テスト(red-green test))が用いられる．この検査は眼の色収差を利用しており，長波長の赤色光は短波長の緑色光より後方に焦点を結ぶため，近視の場合，黒丸が赤地の上にあるほうが緑地の上にあるよりはっきり見えた場合，低矯正ということになる．

4．眼鏡処方の実際

眼鏡処方の一般的なコンセプトは，両眼で，日常生活の環境で快適に見える度数の眼鏡を処方することである．完全矯正眼鏡で，眼疲労をきたす場合は，乱視の度数を減らし，その分を等価球面値で補う方法をとる．

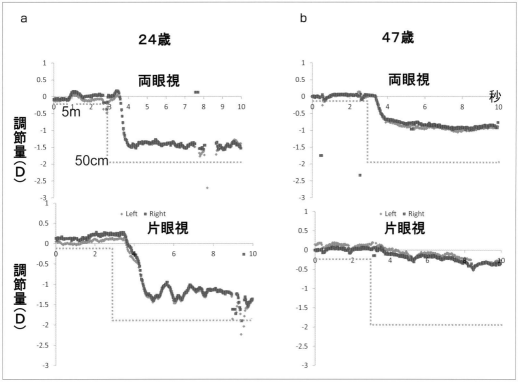

図 8. 両眼視時および片眼視時の調節反応
　両眼の調節を同時に測定可能な両眼波面センサーを用いて，視標を眼前 5 m から
50 cm にステップ状に移動させた時の調節反応．24 歳の正常被験者の場合（a），両
眼視時および片眼視時の調節反応量に差はないが，初期老視の 47 歳の被験者の場
合（b），調節反応量は輻湊性調節が働くことにより，両眼視時のほうが片眼視時よ
り大きいことが示された．

　小児の弱視や調節性内斜視矯正用の眼鏡処方
は，完全矯正に近い度数とする必要があるので，
快適な装用感をめざす成人の処方とはコンセプト
が異なる．

　初期老視の場合，近見視力のチェックも行う
が，その際両眼視時には輻湊性調節が誘起され，
単眼視時より調節力が大きくなること[6]に留意す
る必要がある（図 8）．したがって，両眼視の状態
で行う装用テストが重要となる．

おわりに

　眼鏡処方の基本として，眼鏡処方に必要な検査
と標準的な手順について概説した．他覚的屈折検
査として普及しているオートレフラクトメータに
よる検査値は，補正を加えたものであり，自覚的
屈折検査が golden standard であることを認識す
る必要がある．特に分節型 IOL 挿入眼において

は，オートレフ値はあてにならないことに留意す
べきである．また，両眼視時には輻湊性調節が働
くので，近見眼鏡の処方時には最後に行う両眼視
時の装用テストが重要であることも再認識する必
要がある．

文　献

1) 前田直之，大鹿哲郎，不二門　尚：角膜トポグラ
　ファーと波面センサー．メジカルビュー，2002.
2) 鈴木理恵，阿曽沼早苗，好川由利子ほか：小児の
　水晶体不正乱視における高次収差と視力の関係
　についての検討．日視能訓練士会誌，**39**：93-101,
　2010.
3) Kuroda T, Fujikado T, Maeda N, et al：Wave-
　front analysis in eyes with nuclear or cortical
　cataract. Am J Ophthalmol, **134**：1-9, 2002.
　Summary　水晶体の中央部の屈折が，核白内障
　では近視化し，皮質白内障では遠視化することを
　示した論文．

4) Albarrán-Diego C, Muñoz G, Rohrweck S, et al：Validity of automated refraction after segmented refractive multifocal intraocular lens implantation. Int J Ophthalmol, **10**：1728-1733, 2017.

5) 不二門　尚：屈折検査. 眼科検査法ハンドブック（小口芳久，澤　充，大月　洋ほか編），医学書院，pp.53-57，2005.

6) Duane A：Studies in monocular and binocular accommodation with their clinical application. Trans Am Ophthalmol Soc, **20**：132-157, 1922.

Monthly Book

OCULISTA
オクリスタ

2021.3月増大号
No. 96

眼科診療ガイドラインの活用法

編集企画 白根雅子 しらね眼科院長
2021年3月発行　B5判　156頁
定価5,500円(本体5,000円＋税)

目 次

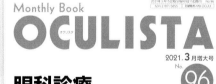

活用法のほかにも,
簡単な概要や**制作時の背景**,
現状の問題点なども含めて
解説された眼科医必携の
増大号です！

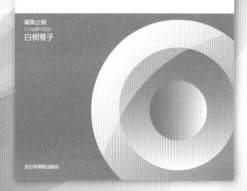

全日本病院出版会
www.zenniti.com
〒113-0033 東京都文京区本郷 3-16-4　Tel:03-5689-5989
Fax:03-5689-8030

特集／年代別・目的別 眼鏡・コンタクトレンズ処方─私はこうしている─

コンタクトレンズ処方の基本

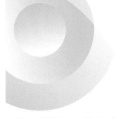

土至田　宏*

Key Words : コンタクトレンズ(contact lens)，コンタクトレンズ眼合併症(contact lens-related ocular complications)，適応(indication)，診療ガイドライン(clinical practice guidelines)，コンタクトレンズ処方(prescription of contact lens)

Abstract : コンタクトレンズ(CL)は，視力矯正の手段として眼鏡に次いで利用者が多いが，眼にとってあくまでも異物である．CL 装用の主目的は安全で快適な視力矯正であり，そのためには知識に基づいた CL 診療が重要である．CL がありふれた医療機器だと思って侮っていると必ず痛い目にあう．よって，基本的知識に基づいた適切な CL 処方が重要で，そのためには問診，屈折検査，視力検査，トライアルレンズ選択，度数決定，CL 処方および現物実装用に至るまでの標準的手順をマスターしておく必要がある．CL 装用開始後もレンズケアおよび定期検査がトラブル防止のために重要である．

はじめに

コンタクトレンズ(CL)は，視力矯正における光学的利点のみならず，眼鏡なしで見える快適さ，スポーツ時や美容面からも多くの現代人の支持を得ている．CL は視力矯正の手段として眼鏡に次いで利用者が多く，CL 装用者数は我が国では約1,500万人を超えたといわれている．レンズ，レンズケア剤ともに非常に種類が豊富である現状を考えると，CL を取り巻く環境は複雑化しているが，CL 装用の主目的が安全で快適な視力矯正であることに変わりはない．そこで本稿では，前半で CL の処方の際に押さえておくべき基本について解説し，後半では CL 処方に必要な標準的手順について述べる．

CL 処方に必要な基本事項

1．眼からみた CL

はじめに，CL の装用自体が眼にとって異物であるため，眼表面，特に角膜にとって負担がかかっていることを認識する必要がある．適正なレンズの選択，適切なレンズ装用時間，決められた装用期間の遵守，適切なレンズケアから逸脱すると，さまざまな種類，程度の CL 眼障害を引き起こすことになる[1]．なかには重篤な CL 眼合併症である感染性角膜炎の発生により失明に至る例も見受けられる[2][3]．せっかくの文明の利器であるため，交通ルールを守ることで自動車事故を回避するのと同様，CL 装用でもトラブルに陥らないためにルールを守ることが重要である．そのためには，CL の種類や特性等の知識を身に付けたうえで，問診を通じて装用希望者のニーズを捉え，適応を見定め，候補となる CL を絞り，検査，処方を経てその管理に至るまでの一連の行為が必要になる．

* Hiroshi TOSHIDA, 〒410-2295 伊豆の国市長岡1129 順天堂大学医学部附属静岡病院眼科，先任准教授

表 1. CL の禁忌

医学的禁忌

前眼部の急性および亜急性炎症，眼感染症，ぶどう膜炎，角膜上皮欠損，涙液分泌量の不足（ドライアイ），角膜知覚低下，コンタクトレンズ（CL）装用に影響を与える程度のアレルギー疾患，眼瞼異常，涙器疾患，そのほか眼科医が装用不適と判断した疾患

生活習慣的禁忌

眼科医の指示に従うことができない患者，定期検査を受けられない患者，CL を適正に使用できない患者，必要な衛生管理を行えない患者，極度に神経質で CL の装用に向かない患者，そのほか眼科医が装用不適と判断した患者

生活環境的禁忌

常に乾燥した環境にいる患者，粉塵・薬品等が眼に入りやすい環境にいる患者，そのほか眼科医が装用不適と判断した環境にいる患者

（文献 5 より）

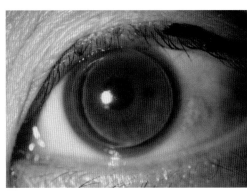 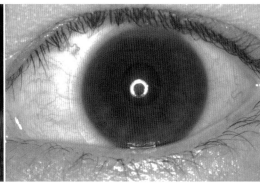

a｜b

図 1. CL の種類
a：HCL
b：SCL

2．CL 装用の適応と禁忌

CL の適応は，近視，遠視，乱視，老視や無水晶体眼，円錐角膜，角膜不正乱視等の屈折異常の矯正目的が主である．その他，角膜混濁，白子眼，散瞳症等に対して整容目的や羞明への対策で虹彩の色を着色した CL を用いる場合や，眼表面疾患に対し治療目的で装用することもある[4]．

CL の禁忌は，日本コンタクトレンズ学会の診療ガイドライン[5]で医学的禁忌，生活習慣的禁忌，生活環境的禁忌の 3 系統が挙げられている．表 1 に示す．

3．CL の構造からみた種類

CL は一般に，ハードコンタクトレンズ（HCL）とソフトコンタクトレンズ（SCL）とに大別される[6]．HCL は乱視矯正に適する点をはじめ，視機能矯正におけるメリットが大きい．一方，SCL は装用感が良好であるが，乱視矯正には限界がある等の特徴がある．

両者の最も顕著な違いは素材の硬さ柔らかさと直径である．直径は HCL が角膜径より小さい8.0〜9.5 mm，SCL は角膜径より大きい13.5〜14.5 mm である（図 1）．光学的構造は両者共通の部分が多い．実際の角膜中心部は球面に近いものの，周辺にいくにつれてカーブが緩やかになるため，CL のデザインはオプティカルゾーン（光学部）がレンズ中央にあり，移行部，周辺部，ベベル，エッジで構成される（図 2）．円錐角膜用や角膜不正乱視用の HCL は周辺部が多段階カーブとなっているものもある[7]．

1）HCL

HCL は強度の近視，遠視，乱視の矯正に優れており，現在は酸素透過性（RGP）のみが流通している．HCL の特徴としては，トラブルを早期に発見できる，表面に親水性の処理が施されており，汚れが落としやすくケアが比較的簡便で，耐久性はあるが取り扱いによってはひずみ，変形，破損が

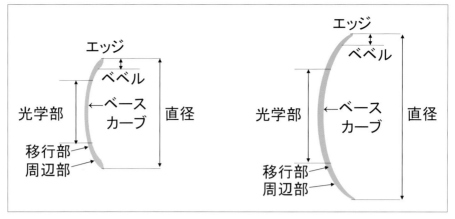

図 2. CL の構造と各部位の名称　　　a｜b
a：HCL
b：SCL

起きること等が挙げられる.

2）SCL

通常 SCL といえばヒドロキシエチルメタクリレートやビニルピロリドンを主成分とするハイドロゲルレンズのことを指す. 涙液中に溶解した酸素は素材に含有する水を介して通過するため, レンズの酸素透過性が低く Dk 値は 20 前後である. この酸素透過性の低さを克服すべく登場したのがシリコーンハイドロゲルレンズである. 疎水性のシリコーン成分をハイドロゲル素材に合成させることで, 高酸素透過性と SCL の持つ良好な装用感とを併せ持ち, 従来の SCL と比べて充血や乾燥感の軽減というメリットがある. ハイドロゲルレンズでは蛋白の汚れに要注意であるのとは反対に, 脂質汚れに要注意である. ケア剤との相性にも留意する必要がある. いずれも装用感が良いためレンズに慣れやすい一方, トラブル時に気づきにくい. 強度近視や乱視の矯正効果は劣る. 耐久性が低く変形, 破損, 汚れやすい等の特徴がある.

SCL には使用期間による呼称があり, 期間の短い順に示す. 1 日装用の毎日交換型 SCL と 1 週間まで連続装用の 1 週間連続装用型 SCL は狭義の使い捨てレンズであり, これらはいったん外したら再使用はできない. 頻回交換型 SCL（FRSCL）は 2 週間まで, 定期交換型 SCL は 1 か月まで, 従来型 SCL は数年間終日装用され, これらはいずれも毎日のレンズケアが必要である.

CL 処方に必要な標準的手順

1．問診および診察

はじめに, 問診および診察によって, 表 1 の禁忌に該当しないことを確認する. なお, CL を毎日使う人でも, 災害時や眼感染症, 眼合併症発症時等, CL の装用ができないときのために, あらかじめ眼鏡は作成しておく. CL 診療に限らないが眼科外来でまず気を付けなければならないのは, 流行性角結膜炎や急性出血性結膜炎等のウイルス性結膜炎患者の発見と対処である. これらの結膜炎に罹患しているにもかかわらず検査を行うと, 検査機器やスタッフの手指, 院内の触れたあらゆる箇所から院内感染へと繋がる恐れがある. 罹患が判明したら治癒するまで CL 装用は不可である.

診察では, まず細隙灯顕微鏡による眼の状態の確認をする[8]. 縦の隙間から発した細い縦筋状の光を眼表面に照らして, 主に角結膜やレンズの状態を観察する. 次に被検者の眼に蛍光色素を点眼してから青色のフィルターを介して照らし, 角膜上皮障害（図 3）, 涙液層の破壊状態（図 4）, 涙液層破壊までの時間（break up time：BUT）, HCL のフィッティング状態（図 5）等を確認する. SCL 装用者に蛍光色素を点眼して診察する場合はレンズが染色されてしまうため, レンズを外してから行うと良い. 初診時およびアレルギー性結膜炎既往者では眼瞼を翻転させて乳頭増殖, 濾胞, 充血等

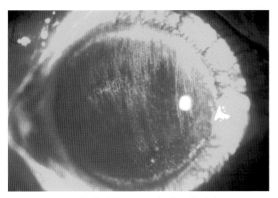

図 3. 角膜異物による角膜上皮障害の
蛍光色素染色像

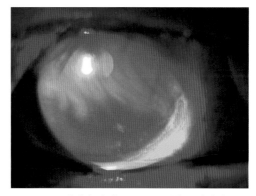

図 4. 蛍光色素点眼による涙液層破壊像

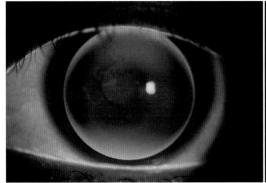

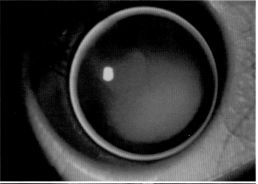

a	b
c

図 5.
蛍光色素を用いた HCL の
フィッティング状態の確認
　a：パラレル
　b：スティープ
　c：フラット

を確認する(図6).　初診時には眼底検査を行うと
他の眼疾患を確認する良い機会となる.

2. 屈折検査と視力検査

　近視,　遠視や乱視等の屈折異常の程度の指標で
ある屈折値には,　他覚的屈折値と自覚的屈折値と
がある[9].　前者は,　オートレフラクトメータ(以
下,　オートレフ)や検影法による他覚的屈折検査
法によって測定される客観的な屈折値である.　そ
れに対して,　後者は矯正視力測定および眼鏡また
は CL 処方のために導き出される適正矯正度数
で,　通常は視力検査時に判定する.

3. トライアルレンズの選択

　ケラトメーターによって得られた角膜曲率半径
を元に,　トライアルレンズのベースカーブを決め
る.　HCL の場合は一般にベースカーブが 7.10〜
8.50 mm の間で 0.05〜0.1 mm 刻みで用意されて
おり,　角膜曲率半径の中間値に 0.05 mm 程度を
加える.　一方 SCL のトライアルレンズはケラト
メーターの中間値あるいは弱主経線値に 0.6〜
1.0 mm を加えたベースカーブのレンズを選ぶ.
約 20 分前後装用させてから視力検査をして追加
の度数を決める.　正乱視が強い場合,　トーリック
タイプのレンズに処方変更する.　毎日交換型や頻

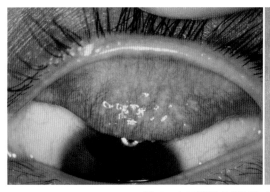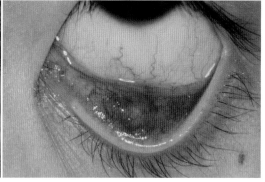

図 6. 上下眼瞼を翻転した状態での眼瞼結膜所見　　　　　a｜b
　　　a：上眼瞼結膜にみられた巨大乳頭結膜炎
　　　b：下眼瞼結膜にみられた濾胞

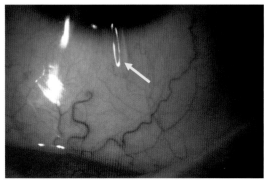

図 7. 上方視時に SCL が下方にずれてレンズに
しわが出現したフィッティング不良例

回交換型 SCL はベースカーブが 1〜2 種類しか存在せず，フィットしない場合は銘柄を変更する．
　フィッティングのチェックは，HCL では蛍光色素を点眼しフルオレセインパターンを確認する（図 5）．SCL の場合はセンターリングや眼球運動時の追随状況（図 7），下眼瞼越しのプッシュテスト等で判定する．

4．度数の決定

　トライアルレンズを装用した上から眼鏡レンズを追加していき適切な CL 矯正度数を決める．この追加矯正度数が 3 D を超えた場合，頂点間距離矯正が必要になってくる．補正式は　$X＝1/(1/Y-12/1,000)$　で表わされる．これは，角膜上に乗せて屈折矯正をはかる CL と眼鏡とでは光学的特性が異なることに起因する．装用時は CL と角膜頂点の間の距離は 0 であるのに対して，眼鏡レンズと角膜頂点の間は 12 mm であることから，同じ度数のレンズであっても矯正効率が異なって

くるためである．この際に重要なのが過矯正の回避である．過矯正の確認には赤緑テストが有効で，緑が強調されて見える場合は近視の過矯正である．他覚的検査としては，CL 装用の上からの検影法またはオートレフで屈折値を測定する．オーバーレフラクションを行うことで，矯正の過小を客観的に判断できる．

5．CL 処方・指示

　以上の検査を経て CL を処方する際には，レンズのベースカーブ，レンズパワー（度数），レンズの直径，厚さ，レンズの商品名，特殊加工の有無を指示書または処方箋へ記載する．仮にこれらの数値がすべて同一であっても，レンズデザインの相違からフィッティング状態や得られる視力が異なってくるため，銘柄まで指定する必要がある．

6．現物の実装用

　トライアルレンズ装用時の視力検査は，上述の如くレンズの持つ度数の上に眼鏡レンズで追加補正しているため，頂点間距離補正による誤差や，現物とトライアルレンズの度数の違いからくるレンズ厚の相違，それに伴う重量や重心の違い等から生じる CL フィッティング状態やレンズの安定位置の違いが生じうる．トーリックレンズの場合は軸ずれ等により，トライアルレンズで得られた視力が出ないことが多々ある．このため，必ず現物の CL での視力検査やフィッティング検査，オーバーレフを行うことが重要である．修正する余地がある場合は処方交換で対応する．

7．CL の取り扱い

CL を安全に装用するのに重要なのは，決められた装用時間や装用期間を守り，レンズ洗浄・消毒・保存等のレンズケアや取り扱いを，説明文書に従って行うことである[10]．初めて CL を装用する際には，CL 使用説明書や洗浄・消毒液使用書をしっかりと読んで内容を理解し，マスターすることが大切である．

＜レンズケア＞

最初に手指を石鹸でよく洗い，レンズの洗浄の前に手指消毒することが重要である．ブリスターケースを開封するまではレンズが綺麗であっても，装着時に手指から細菌や汚れが混入する危険性がある．日本人の手指の洗浄は 7 割が不十分だったという報告もある[10][11]．また，アイシャドウ，マスカラ等の化粧はレンズに付着し汚れる可能性がある．特にシリコーンハイドロゲルレンズでは汚れが落としにくい．CL の着脱時に汚れをつきにくくするコツは，化粧前に CL 装着し，外すときも CL を外してからメイク落としをすること，すなわち着脱時はいずれも CL を先に行うことである[12]．

1）HCL のケア方法

洗浄，すすぎ，保存が基本である．酸素透過性が高めのレンズや，表面の水濡れ性を良くするために親水処理が施されているレンズは汚れやすい傾向がある．レンズの汚れによってレンズの酸素透過性の低下や角膜障害を引き起こすことがある．「つけおき洗浄」は「こすり洗い」に比べて洗浄効果が劣る．こすり洗いは，親指と人差し指でレンズを挟むようにするか，レンズを手のひらに乗せて，反対側の手の人差し指でこする．その際に無理な力が加わるとレンズが変形したり破損したりすることがある点に注意を要する．また，蛋白の付着に対しては，定期的に蛋白分解酵素剤を用いて蛋白除去を行う．洗浄後と使用前には水道水で洗浄液をよくすすぐ．

2）SCL のケア方法

洗浄，すすぎ，保存に加えて消毒が重要である．

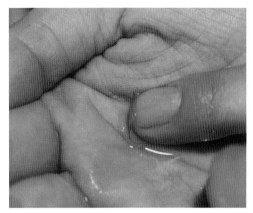

図 8．SCL の手のひらでのこすり洗い

近年は，過酸化水素消毒剤，多目的製剤(multi-purpose solution：MPS)とポビドンヨード消毒剤が普及している．過酸化水素消毒剤やポビドンヨード消毒剤は中和操作が必要である．対する MPS は 1 液のみで完結し操作が簡便であるが，消毒効果は比較的弱いのが欠点である．以下に現在流通している化学消毒剤を用いたケア方法の概要について示す．

a）洗　浄

レンズをはずしたら，レンズ表面に付着した汚れ(細菌)をできるだけ取り除くために，まず生理食塩水や MPS で十分にすすぎ，さらに MPS を数滴レンズ表面に滴下して人指し指で約 20 回ほど軽くこすり，さらにレンズ裏側も同様にこする(図 8)．次に MPS でレンズ表面，裏側をそれぞれ 10 秒ほどすすぐ．

b）消　毒

①過酸化水素消毒剤：過酸化水素から生成されるフリーラジカル基が細菌の細胞壁や蛋白質，脂肪と反応して酸化し変性させることによって微生物を死滅させ効果を発揮する．細菌の芽胞には効果がなく，また真菌，ウイルス，アカントアメーバには効果が弱い．過酸化水素には毒性があり，中和が必要である．中和を忘れると強い眼刺激症状が起こり，角膜びらんを生じることがある(図 9)．

②Multi-purpose solution(MPS)：塩酸ポリヘキサニド(PHMB)と塩化ポリドロニウムの 2 種類に大別できる．しかし，配合されている成分の組み合わせや濃度の差，界面活性剤の有無やクエン

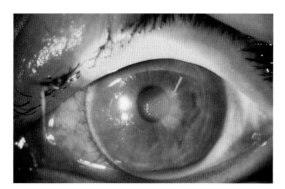

図 9. 過酸化水素消毒剤の中和忘れによる
角膜びらん

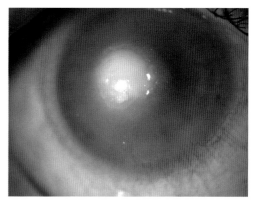

図 10. アカントアメーバ角膜炎

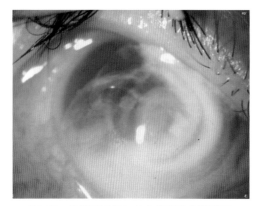

図 11. 緑膿菌感染による細菌性角膜潰瘍

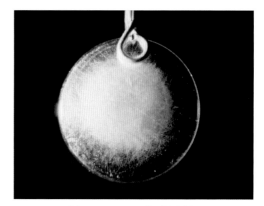

図 12. HCL のキズと汚れ

酸塩，ホウ酸塩，リン酸塩等の緩衝液の違いによる差があるため，同一グループ内でも同一視できない．

　本消毒液の特徴は1液で洗浄，すすぎ，消毒，保存を行うことができ簡便であるが，真菌，アカントアメーバや一部の細菌には消毒効果が弱いことから，レンズのこすり洗いを十分に行い補うことが大切である．MPS に4時間以上保存する．消毒剤のアレルギー性反応を起こすことがある．

　③ポビドンヨード消毒剤：ヨウ素による消毒で，殺菌力は強い．グラム陽性細菌やグラム陰性細菌に有効であるが，細菌芽胞には無効である．消毒液は中和が必要で，ポビドン顆粒と亜硫酸ナトリウムの中和錠と塩化ナトリウム液を入れて4時間放置する．ヨードアレルギーのある人には禁忌である．

　c）すすぎ・保存

　生理食塩水または MPS ですすぎを，保存液または MPS で保存を行う．この際にアカントア

メーバ混入の危険性があるため，水道水や井戸水は絶対に使用してはならない．アカントアメーバ角膜炎（図10）は非常に難治性で，緑膿菌感染（図11）とともに失明をはじめ重篤な視力低下をきたすことが多い[2]．

　8．定期検査

　CL を安全かつ快適に装用するために定期検査は必須で，自覚症状，他覚的眼所見，眼合併症の有無，CL の状態（図12），CL のフィッティング状態や視力等を確認する．一方で，レンズ使用状況，ケア剤の種類とケア方法の実際，レンズケースの汚染状況の確認（図13）や洗浄頻度と交換頻度，CL 装用時間，1枚のレンズの装用期間等を問診し，本来の方法から逸脱していないかを確認する．その際に問題点がみつかれば軌道修正を促すことができると同時に，ケア方法の再確認をする絶好の機会となる．定期検査の間隔は，各 CL の装用方法や経験によって異なるが，いずれの種類の CL でも装用開始1週間後，1か月後の検査は必須で

ある．以後はたとえ異常を自覚しなくても3～6か月ごとの定期検査を受けることが望ましい．

おわりに

本稿では，CL 処方に関連する基本的，標準的な手順について簡潔にまとめた．しかし近年は遠近両用 CL，トーリック SCL，不正乱視矯正用 SCL，薬剤含有 SCL 等，「応用編」に該当する多くの種類が増え，なおも進化をし続けている．「応用編」については誌面の都合で触れることができなかったが，何事においても何よりも先ず重要なのは「基本」である．CL 装用者人口が増加した故に CL がありふれた医療機器だと思って侮っていると必ず痛い目にあう．日本国民の CL 普及率を考えたら，CL 教育の充実は非常に重要である．本稿が CL 処方の基本を学ぼうとする若手眼科医にとって，CL 処方への第一歩，入門編としての一助となれば幸いである．

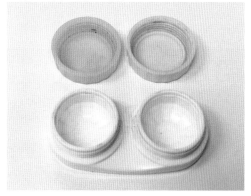

図 13. レンズケースの汚れ（緑膿菌が検出）

文 献

1）土至田　宏：角結膜 コンタクトレンズ関連疾患. 眼科，**62**：1103-1109，2020.
2）Shigeyasu C, Yamada M, Fukuda M, et al：Severe Ocular Complications Associated With Wearing of Contact Lens in Japan. Eye Contact Lens, **48**：63-68, 2022.
　　Summary　2016 年からの 2 年間に行われた重篤な CL 眼障害の全国調査結果で，起因病原体は緑膿菌とアカントアメーバが大半を占め，平均最終矯正視力は 0.09 に留まった．
3）土至田　宏：CL 装用と感染症 コンタクトレンズ眼障害例における視力予後について. 日コレ会誌，**60**：156-157，2018.
4）前田直之：角膜疾患へのコンタクトレンズ thera-peutic use. 日本の眼科，**82**：633-634，2011.
5）日本コンタクトレンズ学会コンタクトレンズ診療ガイドライン編集委員会：コンタクトレンズ診療ガイドライン（第 2 版）. 日眼会誌，**118**：557-591，2014.
　　Summary　2022 年現在で最新の CL 診療ガイドラインで CL 診療に関する基本が網羅されている．
6）土至田　宏：実際的コンタクトレンズ処方 コンタクトレンズ処方にあたって知っておくべき基礎的事項 コンタクトレンズの種類. あたらしい眼科，**32**（臨増）：115-118，2015.
7）前田直之：円錐角膜に対するコンタクトレンズ処方. 眼科手術，**31**：510-514，2018.
8）土至田　宏：CL 合わせに必要な検査 前眼部の観察. 眼科ケア，2019 秋季増刊：252-257，2019.
9）土至田　宏：CL 合わせに必要な検査 CL 合わせのための屈折検査と視力検査. 眼科ケア，2019 秋季増刊：258-262，2019.
10）土至田　宏：コンタクトレンズケア. 眼科，**55**：953-960，2013.
11）Morgan PB, Efron N, Toshida H, et al：An international analysis of contact lens compliance. Cont Lens Anterior Eye, **34**：223-228, 2011.
　　Summary　レンズケアに関する調査結果の国際比較がなされ，日本では手指消毒の不十分さが指摘された．
12）月山純子：化粧と CL. 日コレ会誌，**55**：46-48，2013.

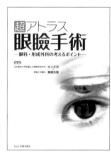
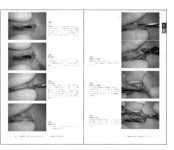

特集／年代別・目的別 眼鏡・コンタクトレンズ処方—私はこうしている—

若年者，学童への眼鏡・コンタクトレンズ処方

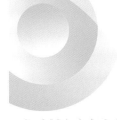

中島伸子*

Key Words：調節痙攣(spasm of accommodation)，調節緊張(tonic accommodation)，負荷調節レフ(an advanced objective accommodometer)，トロピカミド点眼(tropicamide ophthalmic solution)，不同視用眼鏡(glasses for anisometropia)

Abstract：学童期と青年期(小学生〜高校生)の眼鏡処方について述べた．この年代は調節力が豊富なため，正確な屈折度測定を行うことが最初の課題である．アトロピン点眼，シクロペントレート点眼の調節麻痺作用は有名だが，トロピカミド点眼も調節麻痺効果があるため使用可能である．調節測定機能付きオートレフケラトメーター(NIDEK社製 ARK-1s)も特に調節緊張や調節痙攣を伴う症例に有用である．遠視では遠近両方の自覚症状を鑑み，また近視眼は進行予防を考慮しつつ眼鏡度数を決定する．左右差を認める症例では左右差を逆転させるようなバランスの「不同視用眼鏡」を近見時に装用することが不同視進行の予防につながる．不同視進行のリスクのある症例には積極的な処方をお勧めする．処方した眼鏡を適切に使用してもらうためには使用方法の説明，生活指導も必要であり症例の屈折度や環境に応じた細やかな調整が重要となってくる．

はじめに

若年者や学童をとりまく視環境は近年大きく変わっている．1980年代に携帯用ゲーム機が初めて発売されて以降，若年者のゲーム機器の主流の1つとなっている．また，2008年よりスマートフォンが本格的に発売され普及した．総務省の通信利用動向調査[1]によると中学生以降の80%以上，6〜12歳の40.6%がスマートフォンを用いてインターネットを利用している．さらに，COVID-19の影響で外出自粛による外遊びの減少，学校内外のオンライン授業の導入，GIGAスクール構想による小中学校におけるタブレット端末の配布等，環境の変化は著しい．近年の統計調査では小学生の3割弱，中高生の半数以上が近視である計算となると報告され[2]（表1），社会問題となっている．

* Nobuko NAKAJIMA，〒560-0002 豊中市緑丘1-4-11 中島眼科クリニック，院長

屈折，調節，眼位等の諸検査により見え方を把握し，眼鏡やコンタクトレンズでの矯正により適切な見え方を提供する．原理も含め立証された「万民共通の最適眼鏡」がないなか，眼鏡処方に際しては，視環境やものの見方におけるダイバーシティー(多様性)を把握し個別に対応することが我々眼科医には求められる．

本稿では若年者のなかでも屈折度が変化しやすい学童期と青年期(小学生〜高校生)の適切な眼鏡・コンタクトレンズ処方について症例を提示しながら述べる．

屈折度測定における若年者の特性と対処

若年者は調節機能が豊富であるため通常のオートレフラクトメータ(以下，オートレフ)による屈折度測定の精度は低く過矯正になりやすい．正確な屈折度測定が第一の関門である．調節麻痺剤点眼をすれば精度は上がるが，学童期以降の全例に

表 1. 児童生徒の近視の割合

文部科学省の学校保健統計調査と受診勧奨者の屈折異常の
割合から推定した令和元年度の児童生徒の近視の割合. 学童,
青年期の近視人口の割合を推定している.

	視力 1.0 未満の 割合(%)	視力 1.0 未満の 屈折異常の内訳(%)			推定した 近視の 割合(%)
	令和元年度 文科省統計調査	近 視	正 視	遠 視	
幼稚園	26.1	25.0	33.3	41.7	6.5
小学校	34.6	78.4	9.1	12.6	27.1
中学校	57.5	91.4	4.7	3.9	52.6
高等学校	67.6	95.3	2.3	2.3	64.4

（文献 2 より引用）

できるわけではない. 雲霧や種々のトリックを用
いての検査. 検影法も有用であるが検者の技術に
よる. 受診回数を増やすとドロップアウトしてし
まうリスクがある. 1～2回の受診で正確な屈折度
測定をするために, 当院ではトロピカミド点眼下
屈折度測定や調節検査機能付きオートレフ
(NIDEK 社製 ARK-1s：以下, 負荷調節レフ)[3]を
併用している. 負荷調節レフは特別な検査技術は
不要, 小学生以上で検査可能, 屈折検査の補助と
して有用であるため併せて紹介したい.

1. 屈折検査の補助としての調節検査(負荷調節レフ)

図1は負荷調節レフの正常波形である. 症例は
10歳, 軽度近視である. 内部視標をまず30秒
間+2.0Dの雲霧, 次に8.0Dの近方負荷をかけ
るように提示し, 屈折度を連続測定している. 雲
霧下の屈折度はs-2.35Dで安定している. 雲
霧下等, 刺激のない状況では遠点よりやや近方の屈
折度(調節安静位という)で安定する. 近方負荷時
には視標よりやや弱い屈折度で追従している. こ
の屈折度の差を調節ラグ(図1-※)といい, 1.0D
程度あることが多い. このような正常波形を示す
症例では視力検査による自覚的屈折検査の精度も
高く, 安心して眼鏡処方ができる.

一方, 図2は7歳の調節異常例である. 遠近と
も視力低下を自覚している. 調節緊張(屈折度が
通常よりも近方へ偏位している状態)が主で軽度
の調節痙攣(屈折度が不安定な状態)も伴ってい
る. 雲霧下の屈折度の平均はs-0.79Dだが不安

定である. 屈折度の安定度は調節変動量(図2-※)
で表される. この症例では異常高値(Hは異常値
表記)を示している. 自覚的屈折度もs-1.0Dで
あったが, 屈折度の精度の悪さが示唆されたので
シクロペントレート点眼下屈折度測定を行い,
s+1.25Dの遠視を認め眼鏡処方となった. この
ように調節麻痺剤点眼下屈折度検査の必要性が判
断できる. またfar point(図2-※※)は検査全体中
の最大屈折度のため, 真の屈折度はこのs+0.21
Dより強い遠視であることが予想された.

このように負荷調節レフを併用することで, 若
年者の調節力によって隠された屈折異常や調節麻
痺剤点眼下屈折度検査の必要性を予測できる.

2. 調節麻痺剤の使い方

調節麻痺剤はアトロピン点眼やシクロペント
レート点眼が一般的である. 内斜視や内斜位等を
認める場合はアトロピン点眼, その他の場合はシ
クロペントレート点眼を用いている. しかし, 両
者とも点眼後に羞明や霧視等で日常生活が制限さ
れるため, 一次医療の現場では, 上記検査を承諾
しない学童以降の症例もある. そのような場合
は, トロピカミド点眼後のオートレフ検査を参考
にすることをお勧めする.

図3は9歳の症例, 霰粒腫での受診の際の視力
検査. オートレフではs-2.0D, 視力1.5, 見え
にくさの自覚なし. 図3-aの負荷調節レフのfar
point(s+1.73D：図3-※)より遠視の潜在を疑っ
た. 図3-bは0.5%トロピカミド・フェニレフリ
ン点眼(ミドリン® P)下のオートレフと負荷調節

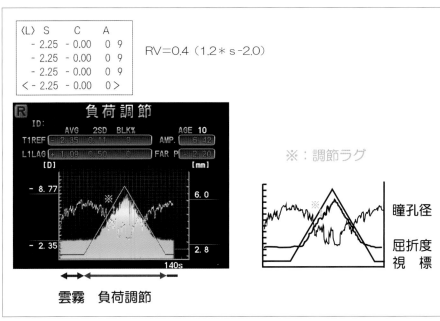

図 1. 調節検査機能付きオートレフ(負荷調節レフ)の正常波形

＋2Dの雲霧(30秒間)と8Dの近方負荷時の屈折度および瞳孔径を連続測定.
縦軸は左が屈折度, 右が瞳孔径. 正常眼では雲霧時の屈折度は調節安静位付近(図
の症例ではs−2.35D)で安定する. 負荷調節時には調節ラグ(※)が存在するた
め, 視標の屈折度より少ない調節反応量で応答し, 安定して視標を追従している.

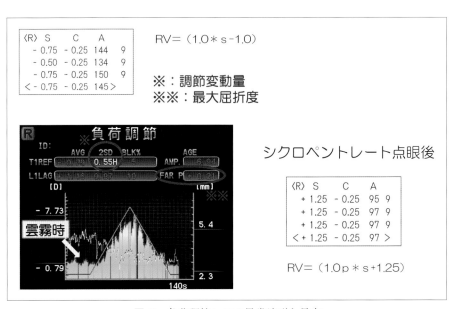

図 2. 負荷調節レフの異常波形と見方

調節緊張と軽度の調節痙攣を認める. 雲霧時の屈折度が不安定であり調節変動量(※)
は異常値を示している. 自覚的屈折値(s−1.0D)の信頼度が低いと考えられた. 最大
屈折度：far point(※※)は検査全体中の屈折度の最大値を表す(s＋0.21D). 遠視が予
想された. シクロペントレート点眼下屈折検査では s＋1.25D

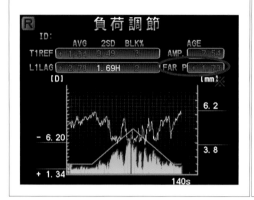
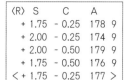
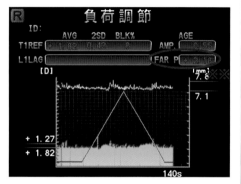

点眼なし

⟨R⟩	S	C	A	
	- 2.00	- 0.25	142	9
	- 2.75	- 0.25	138	9
	- 2.00	- 0.25	140	9
⟨	- 2.00	- 0.25	140	⟩

RV＝1.5（1.5＊s＋1.25）

点眼30分後

⟨R⟩	S	C	A	
	+ 1.75	- 0.25	178	9
	+ 2.00	- 0.25	174	9
	+ 2.00	- 0.50	179	9
	+ 1.75	- 0.50	176	9
⟨	+ 1.75	- 0.25	177	⟩

図 3. 0.5％トロピカミド・フェニレフリン点眼（ミドリン® P）の有効例
点眼前の負荷調節レフで屈折度の乱れと far point（※）で遠視を疑い，
0.5％トロピカミド・フェニレフリン点眼下調節検査を行い遠視と診断

a｜b

レフである．調節反応はなく，調節麻痺作用を認め屈折度も安定している．Far point（s＋2.18 D：図 3-※※）より s＋2.0 D 強の遠視が疑われ，後日眼鏡処方予定となった．

学童期の屈折度精査において 0.5％トロピカミド点眼が調節麻痺剤として有用であるとの報告もあり[4]，当院でも調節痙攣を認める若年者 14 例（検査時年齢 7～15 歳，平均 10.1±2.3 歳）に屈折度精査を目的にトロピカミド点眼を行ったが，全例で調節痙攣は改善し屈折度は安定した．調節応答も全例で消失もしくは低下した．

図 4 に 0.4％トロピカミド点眼（ミドリン® M）を調節麻痺剤の治療薬として使用した著明な調節痙攣の 17 歳の症例を示す．図 4-a は治療前の調節波形である．調節痙攣のため，見えにくさの自覚あり．雲霧等をしても良好な矯正視力は得られなかった．シクロペントレート点眼下屈折度測定では軽い遠視を認めた．Far point も s＋0.76 D（図 4-※）であった．図 4-b は 0.4％トロピカミド点眼 30 分後の調節波形で，屈折度は安定しているが散瞳している（図 4-※※）．自覚も点眼後 30 分～3 時間の間は見えているが眩しいとのこと．0.4％トロピカミド点眼の添付文書には「20～30 分で著明な調節麻痺が起こり以後急速に回復し，2.5 時間で 90％，24 時間では完全に回復する」と記載されており，調節波形，自覚症状と合致した．

- **ポイント**：調節麻痺剤使用不能例にはミドリンレフか負荷調節レフ！

眼鏡処方

1．眼鏡度数の決定

学童期と青年期の特徴は授業で遠見と近見，家庭学習や携帯端末で長時間の近見を見る環境にある．遠見は必要かつ十分に，近見は楽に見える眼鏡でなければならない．

ものの見方にも個体差（性格）があり，遠見もはっきりと見たい人とソフトな見え方を好む人がいる．前者には完全矯正，後者にはやや低矯正の眼鏡をすべきであるが，その個体差の把握は難しい．また近方視についても差がある．負荷調節レフの近見反応をみると図 5-a のように調節ラグを

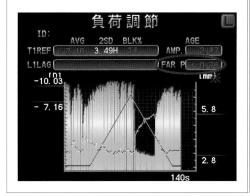
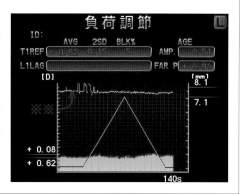

図 4. 0.4%トロピカミド点眼(ミドリン® M)の有効例
点眼前の負荷調節レフで著明な調節痙攣を認め,遠近視力障害を自覚.
点眼後痙攣の改善とともに自覚症状も改善

a | b

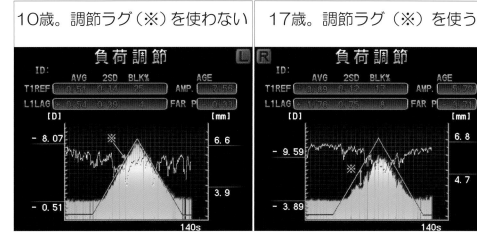

図 5. 近見時の個人差
a は調節ラグをほとんど使わず, b は使って近くを見ている.

a | b

ほとんど使わずに見る人や図5-bのように調節ラグを使い調節力をあまり使わずに見る人がいる.前者のほうが近見時に多くの調節力を働かせているので疲れやすいと予想されるが,このような症例に累進屈折力眼鏡のようなものを処方すべきか等は,経過観察で屈折度の変化をみて調整するほかない.

遠視,近視,不同視に分け,眼鏡処方方法について述べる.

1)遠視

学童期になると自覚検査の精度も上がるため,調節麻痺剤点眼下屈折度検査の値と後日の自覚検査をあわせて眼鏡度数を決定する.遠視の場合,若年者でも遠近の矯正度数が異なることも多いので,必ず遠近ともの視力を測定する.遠近の矯正度数が大きく異なるときは楽に見えるように累進

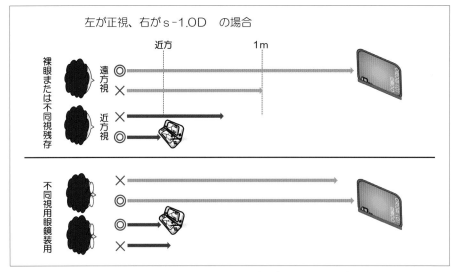

図 6. 不同視用眼鏡のメカニズム（近視性の場合）
不同視の見方のイメージ．a は不同視残存時．近視の軽いほうで遠くを見て
近視の強いほうで近くを見る．b は不同視用眼鏡装用で左右差を逆転してい
るので，近視の弱いほうで近方視をしている．近視の進行は近方刺激が主因
だが，これで近視の強いほうが悪化することを予防する．

屈折力眼鏡の検討も行うべきかもしれない．ただ，遠視の軽減と近視の増悪が同じ原理に基づくと仮定すると，累進屈折力眼鏡は遠視軽減に不利に働くので可能な限り遠見矯正度数の眼鏡を常用してもらっている．また，調節麻痺剤点眼下屈折度測定でも調節は完全に除去されずに，眼鏡常用後に遠視の度数を強く変更せねばならない症例もあるため事前にその旨を説明すると良い．

どの程度の遠視から眼鏡処方をするかは判断が分かれるところだが，s＋1.0 D 以上の遠視では図2 の症例のように調節緊張や調節痙攣を好発する．これらの調節異常では屈折度が不安定なため焦点が合いにくく，特に近見時の見えにくさを自覚しやすいので，そのような症例は眼鏡を処方する．

- **ポイント**：軽度遠視でも近見が見えにくい学童や青年には眼鏡処方！

2）近視

近視眼の眼鏡処方については近視進行予防を意識して行う必要がある．遠方視時はボケ像なく矯正された眼鏡を装用するほうが良いとされている[5]．近方視時は軽い近視を残存させた状態で見るほうが負担は少ないと考える．

小学校低学年の s－1.0 D 以下程度の近視は配席の考慮でも対応可能であるが，それ以外の場合は処方を考える．眼鏡の使用法として，長時間の近方視には軽度の近視であれば裸眼，中等度以上の近視であれば低矯正の眼鏡（昔の眼鏡）の使用を勧めている．眼鏡管理が難しく近視進行速度の速い症例は累進屈折力眼鏡の処方も考える．累進屈折力眼鏡による近視進行抑制効果は軽度であるといわれているが，「少しでも，できるだけのことをしたい」と考えている保護者とは相談のうえ処方する．累進屈折力眼鏡を処方する場合は適切なフレーム選びやアイポイントの設定，良好なフィッティング等，眼鏡士との協力も必要である．

乱視矯正については症例による．自覚的屈折度測定で乱視矯正が必要な症例は乱視矯正をした眼鏡処方を行う．乱視矯正が不要な症例は球面レンズのみ，あるいは乱視の低矯正眼鏡の処方を行っている．乱視矯正の程度には賛否両論あるだろうが，乱視の低矯正は近見時の調節にかかる負担が軽減するため，累進屈折力眼鏡と同様に近視進行抑制に有利に働く可能性がある．

Ⅰ．視力検査 　　　 RV=（1.2＊S-1.0） 　　　 LV=（1.2＊S-2.5）

Ⅱ．遠方視標で左右の見え方を比較する

右矯正度数	左矯正度数	左右差	バランス	
S-1.0	：		R ＞ L	右のほうが遠くが良く見える
S-1.0	S-2.25	1.25	R ＞ L	
S-1.0	S-2.5	1.5	R ＝ L	
S-1.0	S-2.75	1.75	★R ＜ L	左のほうが遠くが良く見える
S-1.0	S-3.0	2.0	R ＜ L	

Ⅲ．不同視眼鏡の左右差の度数決定
　　　左右の見え方が初めて逆転する左右差：この症例では1.75D（★）

　　　　⇨　　処方眼鏡の左右差は1.75Dに決定。

Ⅳ．用途により球面度数を調整する。
　　　例）　遠用　右s-0.75，左s-2.5（左右差1.75D）
　　　　　　近用　右s+0.25，左s-1.5（左右差1.75D）　　　　等

図 7．不同視用眼鏡の合わせ方（両眼近視の場合）
遠方視標で左右バランスをみて，左右の見え方が逆転する左右差を決定する．
その左右差を維持したまま眼鏡の使用状況次第で屈折度を調整する．

> • **ポイント**：遠見はきちんと，近見は楽に．嫌
> でなければ乱視も少なめに！

3）不同視

　ある程度の左右差は老視年齢になると便利な部分もあり善悪は問えないが，著明な左右差は不等像のため眼鏡での両眼視が難しく避けたい状況である．不同視の進行予防には，左右差を逆転させるようなバランスの矯正眼鏡（以下，不同視用眼鏡）を近見時に装用させることが有効である．定義とは異なるが，不同視予備軍として注意が必要な左右の等価球面度数の差が1.0D以上の症例も本稿では不同視として扱っている．

　図6に近視性不同視の不同視用眼鏡のイメージ図を示す．図6-aが裸眼，bが不同視眼鏡装用時で，それぞれ遠方視時および近方視時の眼の使い方を表している．近方視時に正常者では両眼同じ量の調節をする．そのため，不同視の症例は少ない調節力で近方視できる近視の強いほうの眼が近方視を担当する．この状態で強い近業負荷をかけると，近く担当眼の屈折度がより近視化し不同視は進行する．不同視用眼鏡は，遠方視において近視の強い目のほうがよく見えるように調整している．不同視用眼鏡を装用すると，近視の弱いほう

が近くを担当することとなり，負荷をかけても不同視悪化が防げるという仕組みである．不同視用眼鏡とは，バランスを取るというよりもバランスを変えるという考え方の眼鏡である．

　図7に具体的な眼鏡の合わせ方を記す．まず，遠方視標で左右バランスを調べる．片眼の矯正度数を固定して左右バランスをみると表のようになった．この症例の場合，遠見の見えやすさが逆転する（近視の強い目で遠くがよく見えるような）左右差は1.75Dである．この左右差の眼鏡が不同視用眼鏡であり，常用するのであれば右s-0.75D，左s-2.5D（左右差1.75D），近見時のみ使用するなら右s+0.25D，左s-1.5D（左右差1.75D）等と処方する．重要なのは宿題・読書・ポータブルゲーム等の近見作業時に必ず装用することである．

　統計学的検討を行うと不同視用眼鏡で不同視進行を有意に抑制した（図8：2017年小児眼科学会，2019年京都府立医科大学同窓眼科集談会）．

　ただ不同視用眼鏡をつけて，生活改善を怠ると不同視は軽減するが良いほうの眼が近視化する．遠視性の不同視は遠視が減ることにデメリットは全くないので積極的に目を使うように指導する．一方，近視性の不同視は両眼とも変化しないのが

Ⅰ．小児眼科学会（2017年）
　　対象：56例（左右差1.0D以上、経過観察期間0.5〜6（平均2.2±1.5）年、
　　　　　初診時年齢4〜17（平均10.5±2.5）歳）
　　結果：不同視用眼鏡で近業をしているほど不同視進行を抑制した。（p＝0.02）

対象	症例数	初回左右差	最終左右差	
不同視用眼鏡装用者	12	1.71±0.61	1.5±0.6	改善
不同視用眼鏡非装用者	17	1.5±0.64	2.1±0.63	悪化
全体	56	1.66±0.56	1.55±0.63	改善

Ⅱ．京都府立医科大学同窓眼科集談会（2019年）
　　対象：23例（左右差1.0D以上、乱視1.0D未満、小3〜中1の5年間のうち
　　　　　2.5年以上経過を追えた症例。経過観察期間2.5〜5（平均3.4±0.8）年）
　　結果：不同視用眼鏡で近業をしているほど不同視進行を抑制した。（p＝0.01）

対象	症例数	初回左右差	最終左右差	
不同視用眼鏡装用者	5	1.85±0.85	1.15±0.44	改善
不同視用眼鏡非装用者	7	1.29±0.34	2.32±1.02	悪化
全体	23	1.74±0.72	1.72±0.93	改善

図 8．不同視用眼鏡の効果

　別の対象で不同視進行に影響を及ぼす因子を検討したところ，不同視用眼鏡を
近見時装用することで不同視悪化を有意に抑制する結果が得られた．眼鏡装用者
と非装用者で左右差の経過をみると，非装用者は不同視が悪化する傾向にあった．
　　　　　　　　　　　　　　　　　　　　　　　　　　（過去の発表データより）

眼鏡の使い方

眼鏡の適切な使い方は人により異なります。
自分にあった眼鏡の使い方をしないと視力が低下するスピードが早くなることもありますので、使い方を正しく理解し守るように頑張ってください。ご質問がある際は気軽にご連絡下さい。

中島眼科クリニック
年　　月　　日

（　　　　　　　　　　　　　）様の眼鏡は、

（　常につける　・　つけはずしをする必要がある　）タイプのものです。つけはずしをする必要のあるタイプの場合は以下のように使用して下さい。

○遠く：2〜3メートルより遠く（黒板・テレビ・映画等）
　➡　眼鏡（　あり　・　なし　・　どちらでも可　）

○近く：おおむね50センチ以内（読書・勉強・PC・タブレット・
　　　　スマホ・ポータブルゲーム・近作業等）
　➡　眼鏡（　あり　・　なし　・　どちらでも可　）

○その他（上記以外の時間）
　①目を細めてみている時は必ずつけてください。
　②運動時
　　マット運動など危ない時は外してください。その他の運動時は
　　お子様の見え方の好みで判断して頂いて結構です。
　③登下校や休み時間
　　眼鏡のつけはずしなどの管理をする事が難しければ装用したまま過ごしていただいて結構です。

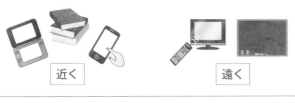

図 9．説明用紙

ベストだが，負担をかけすぎると良いほうが悪くなる旨を説明し，生活改善も併せて行うよう指導する．

　眼鏡処方の適応は1.0D以上左右差を認め，増悪傾向にある症例である．

> • ポイント：不同視には左右差逆転する眼鏡を作製し，近見時に必ず装用させる！

4）コンタクトレンズ

　コンタクトレンズ処方を希望した場合，①中学生以上であること，②適正な眼鏡を常用していることを当院では最低条件としている．これはコンタクトレンズトラブルを避けるためである．①は自己管理可能な年齢として制限を設けている．②については装用時間を守り，不調時に眼鏡装用できるか，眼鏡装用が嫌でないかということの判断基準にしている．

　この2点をクリアすれば屈折度に応じてコンタクトレンズを処方する．いずれ量販店やネット購入する可能性も考え，装用時間等の指導や長時間の近業時の注意点，不同視の場合は左右逆転のバランスについてもよく説明しておく．

保護者にも初回は同席してもらい，装用時間が伸びないか，定期検診を受けているか等を観察するよう指導する．

眼鏡処方後の経過観察

1．指　導

近視進行抑制にとって，眼鏡の使用方法，生活習慣改善も非常に重要な要素である．当院では，眼鏡処方の際に使用方法の説明用紙(図9)を渡し，生活指導も行っている．帰宅後の意識継続のため手帳も渡している．生活指導では，細かく生活習慣を聴取して，保護者(ゲームは制限するが読書や学習での負荷は制限したくない)，本人(学習だけでなくストレス解消もしたい)，近視進行抑制の妥協点を見出し提案していく．

2．経過観察

屈折度の変化に伴い不適切な矯正状態で生活していると，悪化の危険性があるため，進行速度により，年2〜4回の経過観察を行っている．「受診は期末テスト」という考えで，それまでの生活習慣の結果ととらえ，改善の必要性の判断材料とする．

3．眼鏡調整

近視に対しては，都度調整する．不同視については不適切眼鏡(不同視が残存する眼鏡)の場合は都度，適宜微調整する．不同視が軽減した際，自覚的に問題がなく遠視性不同視のようにさらに軽減を期待する症例は眼鏡を変更せずに経過観察をする．自覚的に眼鏡に違和感がある場合や変化を期待しない場合はバランスを調整する．

おわりに

屈折度のみならず症例の生活や性格により適切な眼鏡は異なるため，トライ＆エラーでオーダーメードの眼鏡を作成していくことが望ましい．若年者は視環境が目まぐるしく変化する時期であり，受診のたびに問診を行い，微調整できるようシステマティックに行っていくことが理想である．

文　献

1）総務省：令和2年通信利用動向調査の結果．（令和3年6月18日）
2）宮浦　徹，宇津見義一，柏井真理子ほか：視力受診勧奨者の屈折等に関する調査．日本の眼科，**91**：900-905，2020．
3）中島伸子：新しい治療と検査シリーズ　負荷調節レフ ARK-1s．あたらしい眼科，**33**(5)：691-693，2016．
4）長谷部　聡：近視学童における0.5%トロピカミド点眼による屈折値の変化．臨床眼科，**60**(4)：581-585，2006．
　　Summary　0.5%トロピカミド点眼負荷による屈折度検査の有用性，調節緊張症に対する考えも整理されており再認識させられる．
5）長谷部　聡：近視進行予防の治療　多焦点眼鏡，多焦点コンタクトレンズ，DIMS レンズ．あたらしい眼科，**37**(5)：531-537，2020．
　　Summary　近視進行予防に関するメカニズム・治療が整理されている．どこまで取り入れるかはあなた次第．

Monthly Book OCULISTA
創刊5周年記念書籍

好評書籍

すぐに役立つ
眼科日常診療のポイント
―私はこうしている―

■編集　大橋裕一(愛媛大学学長)／村上　晶(順天堂大学眼科教授)／高橋　浩(日本医科大学眼科教授)

日常診療ですぐに使える！

診療の際にぜひそばに置いておきたい一書です！

眼科疾患の治療に留まらず、基本の検査機器の使い方から
よくある疾患、手こずる疾患などを豊富な図写真とともに
詳述！患者さんへのインフォームドコンセントの具体例を
多数掲載！

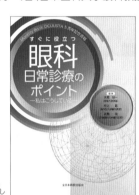

■2018年10月発売　オールカラー　B5判
300頁　定価10,450円(本体9,500円＋税)
※Monthly Book OCULISTAの定期購読には含まれておりません

Contents

全日本病院出版会　〒113-0033 東京都文京区本郷3-16-4　Tel:03-5689-5989
www.zenniti.com　　　　　　　　　　　　　　　　　　　　Fax:03-5689-8030

MB OCULI. No. 112 : 29−35, 2022

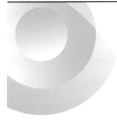

特集／年代別・目的別 眼鏡・コンタクトレンズ処方―私はこうしている―

斜視・弱視治療のための眼鏡・コンタクトレンズ処方

太刀川貴子*

Key Words： 屈折異常弱視(ametropic amblyopia)，不同視弱視(anisometropic amblyopia)，調節性内斜視 (accommodative esotropia)，非屈折性調節性内斜視(non-refractive accommodative esotropia)，間欠性外斜視(intermittent exotropia)

Abstract：幼小児期の斜視・弱視治療はその後の長い人生の視機能を左右するため重要であり，両眼視機能や視力発達の感受性期間内に治療する必要がある．

両眼視機能の感受性期間は生後2〜3か月頃から発達し5〜6歳頃には完成するので，眼位異常は早期から治療介入が必要である．また視力発達の感受性期間は9歳頃であるが多くは視力検査可能な3歳頃より就学時を目標として視機能を獲得させるようにする．本稿では，斜視・弱視治療が必要な疾患別に治療用眼鏡とコンタクトレンズについて解説する．

弱 視

就学時前の小児の眼鏡処方は眼位異常がない場合，あるいは内斜視以外の斜視の場合はシクロペントラート塩酸塩(サイプレジン®)で屈折検査を行い眼鏡処方する．一般的には，眼位異常がない場合は3歳児健診での視力測定で弱視が判明することが多く，眼鏡と健眼遮閉で就学時を目標に弱視治療を行うが，未熟児網膜症治療後や白内障術後，先天性眼疾患等，出生早期から強度の屈折異常がある場合はpreferential looking(PL)法やteller acuity card等で片眼ずつ視力検査を行いながら早期より眼鏡装用をさせ，弱視治療を行う(図1)．その際，乳幼児には近方の矯正を重視する．行動範囲が広がったら徐々に遠方にあわせるようにすると良い．乳幼児の屈折矯正は米国眼科学会(American Academy of Ophthalmology：AAO)の乳幼児の屈折矯正のガイドライン(表1)[1]を参考にされたい．

就学し弱視治療を続けている場合，弱視治療用眼鏡で黒板が見えにくい場合は，授業中の眼鏡は黒板が見えるように眼鏡を調整する必要がある．また矯正視力に左右差があり健眼遮閉が必要な場合は9歳までは根気よく続ける．しかし小児には個体差があり，特に発達遅滞や発達障害児は視力の伸びが遅いこともあるが，あるとき急に伸びることもあるので9歳と区切らず柔軟に対応することも大切である．

1．屈折異常弱視

遠視が最も多い．乱視度は0.5 D以下であれば入れないこともある．3歳児は強度遠視でもサイプレジン® 調節麻痺下での屈折値の度数眼鏡装用が可能である．強度遠視の児は自分から進んで眼鏡をかけることが多いが，かけにくいときはアトロピン硫酸塩(アトロピン®)点眼下で眼鏡装用を始めると良い．

2．経線弱視

乱視度が強いため起こる．小児の場合，乱視が大きくても眼鏡装用は可能である．サイプレジン® 調節麻痺下での屈折値の乱視度，乱視軸をそ

* Takako TACHIKAWA，〒170-8476 東京都豊島区南大塚2-8-1 東京都立大塚病院眼科，部長

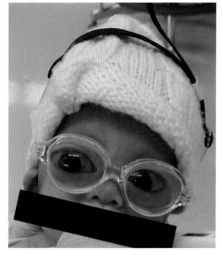

図 1. 乳児の眼鏡
バンド固定付き眼鏡

のまま入れて処方する.

3. 不同視弱視

　左右眼の屈折の差が2D以上あるものを不同視という. 先天白内障や未熟児網膜症等の術後や先天性眼疾患, 眼位異常がなければ3歳児健診で発見されることが多い. 数が多いのは遠視性不同視弱視である. 幼少時であれば左右の度数差が大きくてもサイプレジン®調節麻痺下での屈折値通りの度数の眼鏡を装用し健眼遮閉をする. 不同視で問題となるのは不等像視(左右の眼に感じる同一物体の像の大きさや形が異なる状態)であるが, 幼少時は軸性の不同視が多く[2], また不等像視に対する感覚適応が起こりやすいこともあり, 度数差があっても問題なく眼鏡を装用できることが多

い. 幼小児期から眼鏡を装用し続けていると成人になっても眼精疲労を感じにくい. 眼鏡装用を自己中止した場合や, 成人まで眼鏡等の装用経験がない場合は眼精疲労が起こることが多く, 装用可能な範囲で作成する必要がある.

　眼鏡とコンタクトレンズ(CL)では網膜像の拡大率が異なる. 不同視が屈折性(角膜, 水晶体)であるか, 軸性であるかによってそれぞれ網膜での拡大率が逆転する. 図2に相対眼鏡倍率[3)4)](矯正眼の網膜像の大きさと標準的な網膜像の大きさの比)を示す. 図2-aは屈折性屈折異常の場合である. 例えば片眼先天白内障術後等で, 無水晶体眼の場合は度数差が大きく, 眼鏡よりCL矯正が望ましいといえる. 眼軸の差による多くの近視性や遠視性の不同視は図2-bに示されるように眼鏡が有利である. 軸性近視では網膜での像は拡大されているが, 凹レンズで縮小される. 遠視では網膜での像は小さいが凸レンズで拡大される. いずれも網膜像は正常に近くなる. しかし軸性近視では眼鏡のほうがCLより網膜上の像の拡大率の観点から理論的には良いが, 実際の不等像視はCLも, 拡大縮小効果が少なく, 不等像視検査の結果が良い場合が多い. 軸性近視では眼軸長と錐体細胞間隔は相関しており, 軸性強度近視では細胞間の間隔が粗になっていること[5)6)]等も不等像視に寛容な理由とされている. 実際にはどのように感じているのか不等像視検査を行ってみると良い.

表 1. 乳幼児の屈折矯正のガイドライン

		屈折(D : diopters)			
		1歳未満	1〜2歳未満	2〜3歳未満	3〜4歳未満
不同視なし	近視	5.00 D≦	4.00 D≦	3.00 D≦	2.50 D≦
	遠視(斜視なし)	6.00 D≦	5.00 D≦	4.50 D≦	2.50 D≦
	遠視(内斜視)	2.00 D≦	2.00 D≦	1.50 D≦	1.50 D≦
	乱視	3.00 D≦	2.50 D≦	2.00 D≦	1.50 D≦
不同視(斜視なし)	近視	4.00 D≦	3.00 D≦	3.00 D≦	2.50 D≦
	遠視	2.50 D≦	2.00 D≦	1.50 D≦	1.50 D≦
	乱視	2.50 D≦	2.00 D≦	2.00 D≦	1.50 D≦

(文献1より)

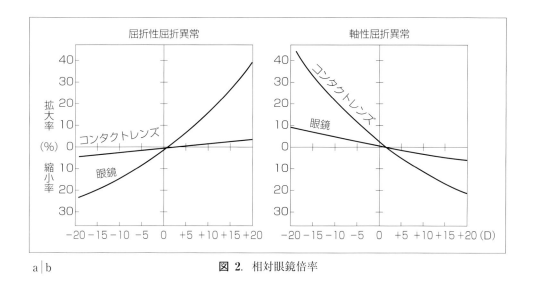

図 2. 相対眼鏡倍率

a | b

P=hD/10　　P；プリズム作用(⊿)　　h；光学中心からずれた距離（mm）D；レンズ度数
例）+10D のレンズでは光学中心から 1mm ずれた時のプリズム効果は 1 ⊿

図 3. Prentice の式

表 2. 許容されるプリズム作用と光心からのずれ

許容されるプリズム作用と光心からのずれ	レンズの頂点屈折力(D)				
	1	2	5	10	20
水平方向　±2⊿：光心からのずれ(mm)	20	10	4	2	1
垂直方向　±0.5⊿：光心からのずれ(mm)	5	2.5	1	0.5	0.25

斜　視

1．調節性内斜視

　診断がつき次第，早期よりアトロピン®調節麻痺下での屈折値で眼鏡処方する．眼鏡を装用してから眼位ずれが消失するまでの期間は86％が3か月以内との報告があるが[7]，なかには数か月経って斜位あるいは正位になる症例もあるので眼鏡装用時にわずかな内斜視が残る場合ならば，アトロピン®検査の再検等をして，3〜6か月経過をみることが重要である．部分調節性内斜視としてあわてて手術すると過矯正になることがあるので注意が必要である．スポーツ時のゴーグルやスイミング用等にも治療用眼鏡があることを情報提供し，必要時は処方する．

　子どもは成長し，瞳孔間距離が変わってくるため，レンズ度数やフィッティングが同じでも，瞳孔間距離を気にかける必要がある．眼鏡の中心がずれるとプリズム効果が出てくる．そのプリズム量は Prentice の式（図3）で計算され，特にレンズ度数が大きいと瞳孔間距離のずれがプリズム作用を大きくする．瞳孔間距離を間違うと，斜視がない場合でも眼精疲労の原因になる．許容されるプリズム作用は水平方向では±2⊿（垂直方向では±0.5⊿以内）である．例えばレンズ屈折力が10 Dの場合は，水平方向は光心からのずれが2 mmであるとプリズム効果は2⊿になる（表2）．遠視性内斜位や近視性外斜位の場合はレンズ光心間距離を規定の瞳孔間距離より長めに処方したほうが理に適っており，レンズ度数が同じであっても成長に伴った瞳孔間距離の変化に注意する必要がある．

　裸眼遠方視力が改善すると眼鏡をはずしたがるが，眼位検査，近方視力検査を行い，自己判断ではずすことがないように指導する．中高生にな

表 3. 遠視ソフトコンタクトレンズ

装用期間	コンタクトレンズ種類	メーカー	球面度数(D)		乱視度(D)	乱視軸(°)
1日使い捨て	ワンデイアキュビュ®-moist®	Jonson & Jonson	+0.50〜+5.00	0.25 ステップ		
	ワンデイアキュビュ®-Tru Eye	Jonson & Jonson	+0.50〜+5.00	0.25 ステップ		
	1day Pure うるおいプラス®	SEED	+0.50〜+8.00	+0.50〜5.00；0.25 ステップ +5.50〜+8.00；0.50 ステップ		
	メダリスト® ワンデープラス	BAUSCH+LOMB	+0.25〜+5.00	0.25 ステップ		
2週間	アキュビュー® Oasys® 2weeks	Jonson & Jonson	+0.50〜+5.00	0.25 ステップ		
	Air Optix® plus HydraGlyde® 2weeks	Alcon	+0.25〜+6.00	0.25 ステップ		
	Biofinity® XR® 2weeks	Cooper vision	+0.25〜+15.00 +8.50〜+15.00	0.50 ステップ 0.50 ステップ		
	メダリスト® コンフォートモイスト®	BAUSCH+LOMB	+0.25〜+3.00	0.25 ステップ		
1か月	Air Optix® EX AQUA 1Month	Alcon	+0.25〜+5.00	0.25 ステップ		
1日使い捨て乱視用	ワンデイアキュビュー® moist® 乱視用	Jonson & Jonson	+0.50〜+4.00	0.25 ステップ	−0.75/−1.25/−1.75	
	デイリーズ® アクアコンフォートプラス® トーリック	Alcon	+0.25〜+4.00	0.25 ステップ	−0.75/−1.25/−1.75	180/160/90/20
	マイデイ® トーリック	Cooper Vision	+0.50〜+6.00	0.50 ステップ	−0.75/−1.25/−1.75/−2.25	90/180
オーダーメイド	ユーソフト®	SEED	+30.00〜−30.00	0.25 ステップ	−0.25 D〜−6.00 D(0.25 ステップ)	5〜180 (5 ステップ)

り，CL 装用の希望がある場合，遠視，乱視用の CL について情報提供する(表3)．表3に示すように1日使い捨て CL では遠視球面度数〜+5.0 D 乱視度数−1.75 D までは比較的容易に調達できる．

CL 処方の際，①頂点間距離，②像の拡大縮小効果，③見かけの調節力，④涙液レンズについて考える必要がある．

①頂点間距離

眼鏡には角膜頂点から眼鏡レンズ後面頂点までの距離(＝頂点間距離)があるため，度数が強いとより眼鏡度数と CL 度数は解離する(表4，5)．眼鏡レンズ度数 Dsp(D)を CL 度数 Dcl(D)に換算するときは次式を用いる．

$$Dcl = Dsp/(1 - 0.012 \cdot Dsp)$$

②像の拡大縮小効果

遠視では眼鏡では像が拡大されているが，CL では小さくなる．そのため遠視では CL のほうが矯正視力は悪くなりやすい．

③見かけの調節力

眼鏡矯正では実際に眼が持つ調節力と異なっており，これを見かけの調節力というが，遠視眼鏡時は実際の調節力より減少している．遠視眼は眼鏡から CL に変更すると近業作業時の調節負担が軽減する(図4)[8]．

④涙液レンズ

ソフトコンタクトレンズ(SCL)では涙液レンズ効果は生じない．ハードコンタクトレンズ(HCL)ではスティープなフィッティングはプラスレンズの働きがある．目安としては角膜曲率半径が7.8 mm 付近であれば，ベースカーブ差0.05 mm は0.25 D である．

2．非屈折性調節性内斜視

非屈折性調節性内斜視は調節性内斜視のうち遠見は屈折矯正眼鏡で正位〜内斜位，近見は10⊿より大きい内斜視が残り，両眼視が不安定なものである．非屈折性調節性内斜視は AC/A 比が高いが，調節力は正常である．近見斜視角が遠見斜視角

表 4. 頂点間距離と矯正効果

	頂点間距離（広い）	頂点間距離（狭い）
近視	弱くなる	強くなる
遠視	強くなる	弱くなる

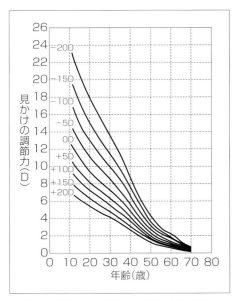

図 4. 眼鏡レンズによる見かけの調節力と加齢変化

（文献 8 より）

表 5. 眼鏡度数を頂点間距離度数補正した CL 度数

眼鏡度数	CL 度数	眼鏡度数	CL 度数
−10.00	−8.93	+3.75	+3.93
−9.75	−8.73	+4.00	+4.20
−9.50	−8.53	+4.25	+4.48
−9.25	−8.33	+4.50	+4.76
−9.00	−8.12	+4.75	+5.04
−8.75	−7.92	+5.00	+5.32
−8.50	−7.71	+5.25	+5.60
−8.25	−7.51	+5.50	+5.89
−8.00	−7.30	+5.75	+6.18
−7.75	−7.09	+6.00	+6.47
−7.50	−6.88	+6.25	+6.76
−7.25	−6.67	+6.50	+7.05
−7.00	−6.46	+6.75	+7.34
−6.75	−6.24	+7.00	+7.64
−6.50	−6.03	+7.25	+7.94
−6.25	−5.81	+7.50	+8.24
−6.00	−5.60	+7.75	+8.54
−5.75	−5.38	+8.00	+8.85
−5.50	−5.16	+8.25	+9.16
−5.25	−4.94	+8.50	+9.47
−5.00	−4.72	+8.75	+9.78
−4.75	−4.49	+9.00	+10.09
−4.50	−4.27	+9.25	+10.40
−4.25	−4.04	+9.50	+10.72
−4.00	−3.82	+9.75	+11.04
−3.75	−3.59	+10.00	+11.36

より大きいため，近見時に凸レンズを付加する．付加する度数は完全矯正レンズに両眼 S＋1.0 D，S＋2.0 D，S＋3.0 D を負荷して alternate prism cover test（APCT）にて近見偏位を測定する．斜位あるいは両眼視が可能になる 10△以内の内斜位に持ち込める最も負荷度数の少ない値を求める．両眼視検査は Titmus stereo test（T. S. T.）検査等でスコアが上がるかチェックし，T. S. T. 検査で評価できないときは，Bagolini started glasses test 等で融像の確認をすると良い．処方後は 1 か月後にフィッティングや視力，眼位，両眼視機能等の検査を行う．眼位と両眼視が安定している場合でも年に 1 回は加入度数を減らすことができるか確認する．

　レンズは 3〜4 歳までは二重焦点レンズ，就学時には累進屈折力レンズでも良い．二重焦点レンズは従来 EX 型が推奨されていたが，近年制作範囲が広い近用部小玉 45 mm が勧められている（図5-c）．累進レンズは近用部を有効利用するため累進帯長を短めの 10〜11 mm に指定する．アイポイ

ントは通常より 2〜3 mm 上方に設定するように処方箋にコメントを加える．

3．間欠性外斜視

　中等度以上の近視の眼鏡は完全矯正を処方し常用にすることにより，調節性輻湊が起こり，外斜偏位を減少させる．遠視では 2 D より軽度の遠視は矯正しなくても良いが，弱視があるときは完全矯正が望ましい．

　輻湊機能が低下してくる青年期では，間欠性外斜視の安静位は外斜であるため眼位が正位のときは強い輻湊が働いており，これが調節の過緊張状態を起こし，斜位近視になることがあり，片眼裸眼視力は良好でも両眼視力の低下を訴える．このような症例にはプリズム眼鏡や手術を勧める．プ

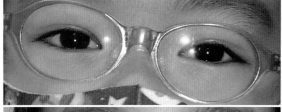
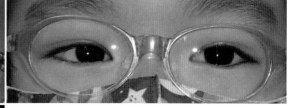
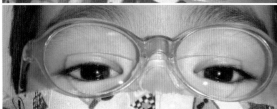

a | b
c |

図 5.
非屈折性調節性内斜視
  a：遠方視. 正位
  b：近方視. 内斜視
  c：二重焦点レンズ. 近用部小玉 45 mm

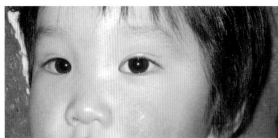
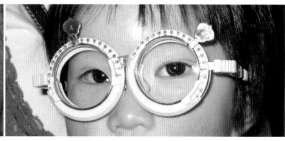

図 6. 眼振による頭位異常　　　　　　　　　　　　　　a | b
a：眼振による頭位異常
b：version プリズムレンズ装用

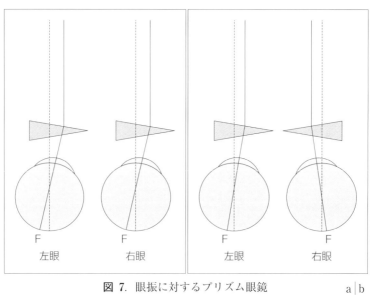

図 7. 眼振に対するプリズム眼鏡　　　　　　　　　a | b
a：頭位異常に対する version プリズム
b：輻湊を促す vergence プリズム

リズム眼鏡はわずかな組み込みでも違和感を生じることもあり，装用検査は時間をかけて行う必要がある．

眼　振

屈折矯正は治療の基本である．揺れの程度にもよるが矯正視力0.8程度のことが多い．見やすいように眼振が静止する位置に顔を face turn していることがあり，このような眼位性眼振は最も手術の適応になる．Face turn を改善させるために，null point（眼振が静止する位置）の角度を測定し，角度が20°以上であれば，Anderson 法や Kestenbaum 法等の手術適応がある．また眼振減弱の目的とし水平4直筋大量後転法がある．頭位異常が軽度な場合は眼鏡にプリズムを入れると良い（図6，7）．

1．Version プリズム

頭位異常の改善のために，左右等量のプリズムを null point と反対方向に基底を持つ眼鏡を装用させる．

2．Vergence プリズム

輻湊により眼振を減少させることを目的に両眼に5⊿程度のプリズムを基底外方に入れた眼鏡を装用させる．

3．Composite プリズム

頭位や眼振を両方改善させる目的で version プリズムと vergence プリズムを組み合わせる．

＜プリズム眼鏡について＞

- 共同性の眼位ずれには左右等量に振り分ける．非共同性斜視の場合や視力に左右差があるときは，非優位眼にプリズムを多く入れたりすることもある．
- プリズムを眼鏡に組み込める上限は片眼5〜8⊿
- 弱視を伴った斜視の場合で健眼遮閉を行うときは膜プリズムが遮閉効果を持つ（12⊿以上は視力が低下する）．

- プリズム眼鏡の処方箋には基底方向を記載する．Base in（BI），base out（BO），base up（BU），base down（BD）．
- 水平上下だけでなく斜めの複視の場合は片眼に水平，もう片眼に上下と分けることも可能だが2枚分のプリズム費用が必要なので，1枚でプリズムを合成することもできる[9]．水平上下は矯正可能だが，回旋はプリズムでは矯正できない．

文　献

1) 米国眼科学会：Pediatric Eye Evaluations PPP-2017：Ambryopia. American Academy of Ophthalmology.
   Summary 乳幼児の屈折矯正のガイドライン．
2) Duke-Elder S：Aniseikonia, System of ophthalmology, Vol V. Ophthalmic optics and refraction. Henry Kimpton, London, pp.513-534, 1970.
3) 魚里　博：〔コンタクトレンズと眼鏡Q & A〕眼鏡レンズと見かけの調節力について教えて下さい．あたらしい眼科，**20**：197-199，2003.
4) 魚里　博：近視の光学．眼科，**34**：132-148, 1987.
5) 所　敬，佐藤百合子，山下牧子ほか：軸性近視矯正による網膜像と不等像視．日眼光学会誌，**1**：13-17，1980.
   Summary 不等像視は種々の要素が絡んで起こり，5つの要素について述べられている．
6) Kitaguchi Y, Bessho K, Yamaguchi T, et al：In vivo measurements of cone photoreceptor spacing in myopic eyes from images obtained by an adaptive optics fundus camera. Jpn J Ophthalmol, **51**：456-461, 2007.
7) 中川　喬：内斜視．視能矯正の実際（上村恭夫編），医学書院，pp.54-72，1992.
8) 梶田雅義：光学・眼鏡．コンタクトレンズの光学（公益社団法人日本視能訓練士協会監修），医学書院，p.377，2018.
9) 稲垣理佐子：プリズム眼鏡の基礎と選定の実際．日視能訓練士会誌，**47**：29-37，2018.
   Summary 水平上下プリズムの合成の仕方が記載されている．

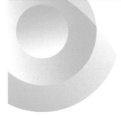

特集／年代別・目的別 眼鏡・コンタクトレンズ処方—私はこうしている—

近視進行抑制を目的とした眼鏡・コンタクトレンズ

四倉絵里沙[*1]　鳥居秀成[*2]

Key Words : 累進屈折型多焦点眼鏡(spectacles with progressive addition lenses)，バイオレットライト選択透過眼鏡(violet light-transmitting eyeglasses)，オルソケラトロジーレンズ(orthokeratology lenses)，焦点深度拡張型ソフトコンタクトレンズ(expanded depth of field soft contact lenses)，多焦点ソフトコンタクトレンズ(multifocal soft contact lenses)

Abstract：近視進行抑制治療の主流は，光学的治療，薬物治療，ライフスタイルの是正である．光学的治療には眼鏡やコンタクトレンズがあり，代表的な眼鏡では，調節ラグの低減や軸外収差抑制を目的とした多焦点眼鏡，屋外活動時のバイオレットライトを透過させるバイオレットライト選択透過眼鏡等がある．コンタクトレンズでは，オルソケラトロジー，多焦点コンタクトレンズ等に代表される．それぞれのメリットやデメリットを把握し，患者の年齢や近視の程度，ライフスタイルに合わせた近視進行抑制治療を選択できるようにしていきたい．

はじめに

　近視に対する保存的治療は，屈折矯正目的の眼鏡やコンタクトレンズである．昨今，それらのなかでも近視進行抑制効果も有する眼鏡やコンタクトレンズが登場し，注目を集めている．眼鏡やコンタクトレンズに関しエビデンスのある近視進行抑制治療としては，オルソケラトロジー，2重焦点コンタクトレンズ，多焦点眼鏡(2重焦点，累進)が挙げられ[1]，それらはメタ解析の結果[2]から，近視進行抑制率はそれぞれ45％，33％，12％と報告されている．近視進行抑制治療の主流は，光学的治療，薬物治療，ライフスタイルの是正であるが，本稿ではそれらの特殊な眼鏡，コンタクトレンズといった光学的治療にフォーカスし，これまでに近視進行抑制を目標として考案された眼鏡，コンタクトレンズと，現在注目されている光学的治療について解説する．

近視進行抑制効果も有する眼鏡

1．累進屈折型多焦点眼鏡

　累進屈折力レンズ(progressive addition lens：PAL)とは，レンズ下方に向かって漸増するプラス度数を加入していく多焦点レンズの1つであり，従来低下した調節を補うため老視の矯正に用いられてきた．これを子どもに装用させることで，近業時の調節必要量を減らし，同時に調節ラグも減らすことを目的とした．

　ランダム化比較試験において，PALの近視進行抑制効果は，屈折値で平均11～17％，眼軸長で平均2～16％に止まり，統計学的には有意であるものの，臨床的には効果不十分であると考えられた[3]．抑制効果が弱い原因としては，子どもの場合，遠用部でも近くが見えてしまい近用部をうまく使用できないことが多いためと推測されている．しかしその後，近視進行が速い症例や，調節ラグが大きい症例に限定した臨床試験が実施され，対象を絞ることで近視進行抑制効果は屈折値で平均24～33％となったことが報告[4]された．

[*1] Erisa YOTSUKURA，〒160-8582　東京都新宿区信濃町 35　慶應義塾大学医学部眼科学教室，助教
[*2] Hidemasa TORII，同，専任講師

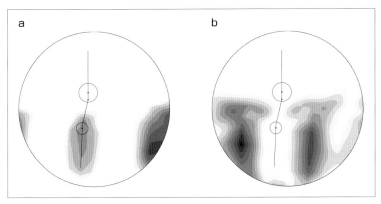

図1. マイオキッズ PRO のレンズ設計
マイオキッズ PRO（Carl Zeiss Vision Japan）のレンズ加入度数（a）と，収差分布（b）のイメージ図を示す．従来の累進屈折型レンズより 2 重焦点レンズ寄りの設計にすることで，従来の累進レンズと比較してさらに約 30％の調節ラグ軽減効果があったことが報告されている．

（画像提供元：Carl Zeiss Vision Japan）

日本では 2018 年 6 月からマイオキッズ PRO（Carl Zeiss Vision Japan）が市販されている．加入度数は 1.00～2.50 D まで選択可能であり（推奨は 1.50 D 加入），従来の累進屈折型レンズより 2 重焦点レンズ寄りの設計（図1）にすることで，従来の累進レンズと比較してさらに約 30％の調節ラグ軽減効果があったことが報告[5]されている．

2．プリズム 2 重焦点眼鏡

近視の子どもでは単位調節あたりの調節性輻湊，accommodative convergence to accommodation ratio（AC/A 比）が高いことが知られている[6]．また，眼球正位もしくは外斜位の子どもは，近視を矯正するための凹レンズ負荷により外斜位傾向になるため，より高い融像性輻湊が必要となり，輻湊に伴う調節によって近視が顕性化することがある（斜位近視（phoria myopia））．そこで，あらかじめ基底内方にプリズムを入れることで，凹レンズ負荷時の外斜位を減らすことができ[7]，その結果，輻湊に伴う調節による斜位近視を防ぐことができる．プリズム 2 重焦点眼鏡はこの効果を期待され開発された．

Cheng ら[8]は，単焦点眼鏡と，2 重焦点眼鏡，プリズム 2 重焦点眼鏡の近視進行度を比較したランダム化比較試験の結果を報告した．平均年齢 10.29 歳の近視の子どもを，単焦点眼鏡，2 重焦点眼鏡（＋1.50 D 加入），プリズム 2 重焦点眼鏡（＋1.50 D 加入，基底内方に 3 プリズム加入）に無作為に割り付け，3 年間の近視進行程度を比較した．その結果，単焦点眼鏡群，2 重焦点眼鏡群，プリズム 2 重焦点眼鏡群における 3 年間の屈折値変化量はそれぞれ，－2.06 D，－1.25 D，－1.01 D，眼軸長伸長量はそれぞれ 0.82 mm，0.57 mm，0.54 mm だった．単焦点眼鏡群と 2 重焦点眼鏡を，単焦点眼鏡群とプリズム 2 重焦点眼鏡を比較したところ，それぞれ有意に近視進行が抑制されたが，プリズム 2 焦点眼鏡については日本では現在まだ取り扱いがない．

3．軸外収差抑制眼鏡

周辺網膜における遠視性軸外収差を軽減するために考案された，特殊非球面眼鏡レンズ（radial refractive gradient（RRG）design lens や positively-aspherized（PA）-PAL 等）である．RRG レンズは，レンズ周辺部にドーナツ状に加入度数を配置したレンズであり，PA-PAL は，PAL と RRG レンズの両者の特徴を持つ[9]（図2）．

中国の 6～12 歳に限定したサブグループ解析で軸外収差抑制眼鏡の近視進行抑制効果が示唆[10]されたため，そのサブグループを選択基準として日本国内で軸外収差抑制眼鏡として多施設臨床試験が実施された[11]．しかし，単焦点眼鏡と比較し 2 年間の屈折値変化量と眼軸長伸長量に有意差を認めなかったため，日本では市販には至っていな

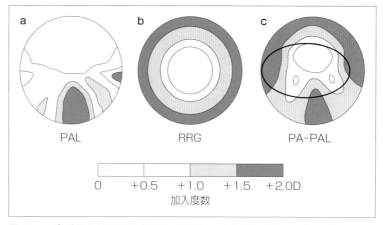

図 2 ．光学的な近視進行抑制を目的とした各種眼鏡レンズのデザイン
　a：Progressive addition lens(PAL)．下方に向かって漸増するプラス度数
　　を配置し，近業時の調節ラグを軽減する．
　b：Radial refractive gradient(RRG) design lens．ドーナツ状に周辺部に
　　加入度数を増やし，周辺部網膜における遠視性デフォーカスを軽減する．
　c：Positively-aspherized(PA)-PAL．PAL と RRG レンズの両者の特徴を
　　持つ．図中の楕円形は一般的な眼鏡フレームを示した．
　　　　　　　　　　　　　　　　　　　　　　　（文献 9 より改変のうえ転載）

い．有意差を認めなかった原因としては，視線の
動きによりセンタリングがずれやすいため，近視
進行抑制効果が不十分だったのではないかと推測
されている．

4．Defocus incorporated multiple segments

2019 年に Lam ら[12]は，defocus incorporated
multiple segments(DIMS)という新しい眼鏡レン
ズを用いたランダム化比較試験の結果を報告した．

DIMS は，光学部中心の径 9 mm は遠用度数で
あるが，その円周径 33 mm 範囲に＋3.50 D の加
入度数を持つ径 1.03 mm の小さなレンズが約 400
個集まった特殊レンズであり(図 3)，網膜前方に
第 2 の焦点を組み込むことで眼軸長の伸長を抑制
させることを目的で開発された．近視を有する
8〜13 歳に装用させ，単焦点眼鏡群と 2 年間の屈
折値変化量と眼軸長伸長量を比較した．その結
果，2 年間での屈折値変化量と眼軸長伸長量はそ
れぞれ，DIMS 群が，−0.38±0.06 D/0.21±0.02
mm であったのに対し，単焦点眼鏡群では，
−0.93±0.06 D/0.53±0.03 mm だった．DIMS
により有意に近視進行・眼軸長伸長を抑制するこ
とが示されたが，現時点で日本での市販や導入の
予定はまだない．

5．バイオレットライト選択透過眼鏡

バイオレットライト選択透過眼鏡は，透過させ
る光の波長に着眼した新しいタイプの眼鏡であ
る．現在，近視進行を抑制する環境因子のなかで
世界中の研究者から最もコンセンサスが得られて
いるものとして屋外活動があり，屋外活動時間を
積極的に増やす介入により，非介入群と比較し有
意に近視進行を抑制することができたという報
告[13]がある．バイオレットライトとは波長 360〜
400 nm の可視光であり，動物実験・臨床研究・環
境調査の結果，バイオレットライトが近視進行を
抑制する可能性と，我々を取り巻く室内環境には
バイオレットライトがほとんどないことを報告[14]
した．そのバイオレットライトに注目したレンズ
がこのバイオレットライト選択透過眼鏡である．
通常の紫外線(UV)カット眼鏡ではバイオレット
ライトまで一緒に遮断されてしまうため，このバ
イオレットライトの波長領域を選択的に透過させ
ることのできるレンズ，バイオレットライト選択
透過レンズ JINS VIOLET＋(JINS)が市販されて
いる(図 4)．

我々は，この眼鏡を不同視弱視の 4 歳，男児(右
眼/左眼の順に，初診時調節麻痺下他覚屈折値
−5.75/−9.75 D，眼軸長 24.00/25.67 mm)に処

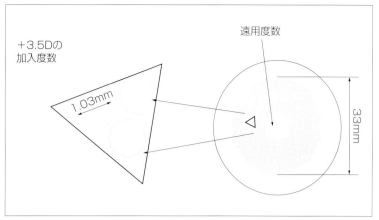

図 3. Defocus incorporated multiple segments(DIMS)の構造

光学部の中心径 9 mm は遠用度数であるが,それを取り囲むように,径 33 mm 範囲に小さな特殊レンズが配列されている. +3.5 D の加入度数を持つ径 1.03 mm のレンズが合計約 400 個配列しているという特殊レンズである.

（文献 10 より引用改変）

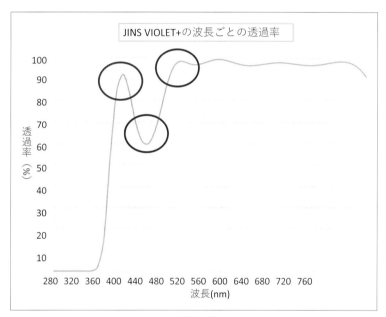

図 4. バイオレットライト選択透過レンズの透過波長と透過率

紫外線(UV)カットレンズでは可視光下限にあるバイオレットライト（波長：360〜400 nm）まで一緒にカットされてしまうが,バイオレット選択透過レンズではバイオレットライト以上の波長を透過させ,網膜障害のある短波長ブルーライトを一部カットし,サーカディアンリズムの維持に重要な長波長ブルーライトは透過させる.

（画像提供元：株式会社ジンズ）

方し,1 日 6 時間の健眼遮蔽(右眼)を指示し,1 日 2 時間以上の屋外活動を毎日実行していただいたところ,2 年後には弱視も治療でき,屈折値・眼軸長・脈絡膜変化量はそれぞれ −1.02/+1.88 D, +0.85/−0.20 mm, +4.9/115.7 μm と左眼

の近視が改善し眼軸長も短縮,脈絡膜厚も厚くなったという世界で初の症例を報告[15]した.

また,Mori らは 2021 年に,このレンズを用いた二重盲検ランダム化比較試験結果を報告[16]した.近視を有する 6〜12 歳を,バイオレットライ

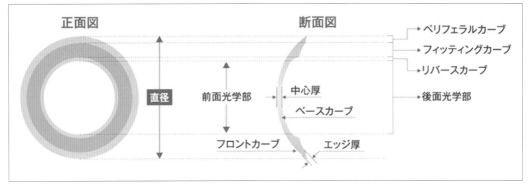

図 5. オルソケラトロジーレンズの構造（角膜矯正用 CL「ブレスオーコレクト®」）
角膜中央に接する光学系部分はベースカーブと呼ばれ，ベースカーブから外側に
リバースカーブ，フィッティング（アライメント）カーブ，ペリフェラルカーブと続く．
（株式会社シードウェブサイト（医療従事者向け）．https://www.seed.co.jp/orthoker
atology/orthokeratology.html より）

（画像提供元：株式会社シード）

ト選択透過眼鏡群と単焦点眼鏡群に分け 2 年間における眼軸長・屈折値変化量を検討したところ，全体としては必要症例数に満たなかったこと（140 例必要で登録は113例），バイオレットライトを屋外で積極的に浴びないと効果が得られないため 1 日 2 時間以上の屋外活動時間が必要になるが平均で 1 日 1 時間程度であったこと等から，全体としては有意差を認めなかった．近視進行が早かった児童の背景因子を探ったところ，初診時に眼鏡をすでに装用していた児童では近視進行が早かったことがわかったため，サブグループ解析として「初めて眼鏡を装用したもの」かつ「1 日の近業時間が180 分未満」の症例に限定した結果，眼軸長伸長が有意に抑制され，その抑制効果は21.4％だった．屋外活動時間が 1 日 1 時間程度での効果であったため，1 日 2 時間等に増えた場合には，より大きい効果が期待できる可能性がある．

近視進行抑制効果も有するコンタクトレンズ

1．オルソケラトロジーレンズ

オルソケラトロジーレンズ（OK）は，リバースジオメトリーレンズという特殊な形状で，中央が周辺部よりも平坦にデザインされている（図5）．OK による屈折矯正は，角膜上皮細胞層の厚さと形状を変化させ，角膜中央部を平坦化することによってなされる．2018 年のメタアナリシスでは，

OK 装用により 2 年間で 40％の眼軸長伸長が抑制されたと報告[2]されており，2020 年のレビューでは OK による眼軸長伸長抑制効果が報告[1]されている．日本においても OK の 10 年間継続症例にて，安全性と近視進行抑制効果についてソフトコンタクトレンズ（SCL）装用者との比較を行った結果，OK の長期にわたる近視進行抑制効果と，SCL と比し点状表層角膜炎や結膜炎等の有害事象の頻度に有意差を認めず，その安全性が確認されたことが報告[17]された．

2．近視進行抑制治療用 SCL

近視進行抑制治療に用いられる主な SCL は，同心円状の多焦点 SCL と累進屈折型多焦点 SCL，非球面単焦点 SCL に大別できる．

1）Alternating multifocal SCL（同心円状の多焦点 SCL）

さまざまな度数が同心円状に繰り返し配列されており，bifocal（2 焦点），extended depth of focus（焦点深度拡張型，EDOF），defocus incorporated SCL（DISC），fractal contact lenses 等が含まれる．

a）Bifocal SCL

最初に近視進行抑制効果が確認された SCL である．Chamberlain ら[18]は，8〜12 歳の近視学童に MiSight® 1 day（CooperVision）を 3 年間装用させたところ，コントロール群（Proclear® 1 day，CooperVision）と比較し，3 年間で眼軸長伸長を

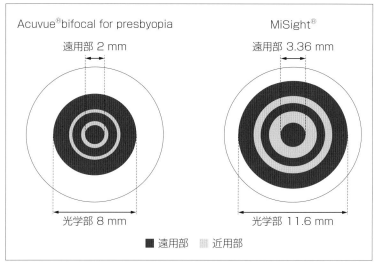

図 6. 2焦点 SCL の構造と比較
老視用の Acuvue® bifocal for presbyopia(Johnson & Johnson Vision Care)
と比較すると，MiSight® 1 day(CooperVision)は中心の遠用部分や光学部全体
も広く，瞳孔径の大きい若年者の装用を意識した設計と推測される.
（文献 19 より改変のうえ転載）

52％抑制したと報告している．MiSight® は，近視
進行抑制治療用コンタクトレンズとして世界で初
めて CE マーク(EU の法律で定められた安全性能
基準を満たす製品に与えられる表示)を取得，米
国でも FDA(U.S. Food and Drug Administra-
tion)の承認を取得し 2020 年から販売されている
が，日本では現在未認可である．老視用の Acu-
vue® bifocal for presbyopia(Johnson & Johnson
Vision Care)と比較すると MiSight® は中心の遠用
部分や光学部全体も広く，瞳孔径の大きい若年者
の装用を意識した設計と推測される[19]（図 6）.

b）EDOF SCL

2焦点ではなく，さまざまな度数が年輪状に配
置された SCL である．このタイプの SCL
(MYRO®，Mark'ennovy)と単焦点 SCL の 2 年間
における近視進行程度を比較したところ，8〜13
歳の近視児童において焦点深度拡張型 SCL 装用
により屈折値で 32％，眼軸長で 25％の近視進行抑
制効果を認めたと報告[20]があり，これが後の
SEED 1dayPure™ EDOF(SEED)でもある.
SEED 1dayPure™ EDOF は日本で取扱いのある
焦点深度拡張型 SCL であり，従来の同心円状のパ
ワーマップと比較すると，遠方・中間・近方の度
数が不規則に繰り返し配置されていることがわか

る（図 7）.

c）Defocus incorporated soft contact (DISC)

前述した近視進行抑制眼鏡の DIMS 眼鏡を開発
した香港理工大学のグループが，近視進行抑制治
療用 SCL として製品化したものである．公表され
ているレンズデータ等から，遠見矯正領域と
+2.50 D 加入された領域が交互に 9 層配列された
構造になっていると推測される．このレンズを
8〜12 歳の近視学童に装用させたところ，単焦点
SCL と比較し 2 年間で眼軸長伸長が 27％抑制でき
たと報告[21]されているが，現在日本での取り扱い
はない.

d）Fractal contact lenses

この SCL は，Vallejo らが開発した独自の同心
円状デザインの SCL[22]である．遠用部と近用部の
度数が交互に，かつ一定でない間隔で配置されて
おり，近視児童に装用させることで周辺網膜に近
視性軸外収差を生じていることが報告[22]されてお
り，今後の臨床研究報告が期待される.

2）Peripheral additions SCL（累進屈折型 多焦点 SCL）

a）High add

中心遠用度数で+2.00 D 加入の累進屈折型多

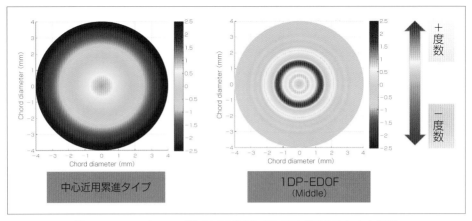

図 7. SEED 1dayPure™ EDOF（1DP-EDOF）（SEED）と中心近用
累進タイプのパワーマップイメージ図による比較

SEED 1dayPure™ EDOF（SEED）と従来の同心円状のパワーマップを比較すると，1-DP
EDOF では遠方・中間・近方の度数が不規則に繰り返し配置されていることがわかる．
（『見え方』の満足度を高める遠近両用ソフトコンタクトレンズ―シード 1dayPure
EDOF―．日コンタクトレンズ会誌，63（3）：142，2021．より）

（画像提供元：Brien Holden Vision Institute，株式会社シード）

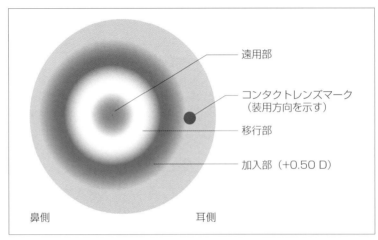

図 8. 低加入累進屈折型多焦点 SCL の構造

+0.50 D 加入かつ光学中心を鼻側に偏位させたデザインの SCL である．
近視を有する 10〜16 歳に装用させたところ，単焦点 SCL に比べ 1 年間の眼
軸長伸長がサブグループ解析にて 47％抑制されたことが報告された．

（文献 25 より引用改変）

焦点 SCL では，単焦点眼鏡と比べ眼軸長伸長を約
30％抑制したことが報告[23]されている．2020 年に
Walline ら[24]は＋2.50 D 加入，＋1.50 D 加入，単
焦点 SCL の近視児童における 3 年間の近視進行抑
制効果を検討したところ，＋2.50 D 加入で有意に
近視進行抑制効果があったことを報告した．
Peripheral additions SCL の近視進行抑制機序は，
遠視性軸外収差の抑制と考えられており，加入度
数を上げることで遠視性軸外収差をさらに減らす

ことができるが，高加入にするほど視機能低下も
惹起されるため，子どもへの処方には，近視進行
抑制効果と視機能のバランスを考慮し，慎重に検
討する必要がある．日本では Biofinity® Multifocal
（CooperVision）が処方可能である．

b）Low add

Fujikado らは 2014 年に＋0.50 D 加入かつ光学
中心を鼻側に偏位させたデザインの SCL（図 8）を
用い，近視を有する 10〜16 歳を対象に臨床研究を

	商品名	メーカー名	特 徴
眼 鏡	マイオキッズ PRO	Carl Zeiss Vision Japan	調節ラグ軽減を目的とした累進屈折カレンズ
	バイオレットライト選択透過レンズ JINS VIOLET＋	JINS	通常の紫外線(UV)カット眼鏡レンズではほとんどカットされるバイオレットライトは透過させ，短波長 UV はカットするレンズ
オルソケラトロジー	メニコンオルソ®	アルファコーポレーション	特殊デザインの酸素透過性ハードコンタクトレンズ
	マイエメラルド®	テクノピア	
	ブレスオーコレクト®	SEED	
	アイメディ・オルソケー®	アイメディ	
多焦点 SCL	SEED 1dayPure™ EDOF	SEED	さまざまな度数が年輪状に配置された焦点深度拡張型 SCL
	Biofinity® Multifocal	Cooper Vision	中心遠用度数で＋2.50 D 加入の累進屈折型多焦点 SCL
	2WEEK メニコン DUO	メニコン	＋0.50 D 加入かつ光学中心を鼻側に偏位させたデザインの SCL
非球面単焦点 SCL	—	—	球面単焦点 SCL に比べ有意な近視進行抑制効果を認めたことが報告されている

行った結果，単焦点 SCL に比べ，1 年間の眼軸長伸長がサブグループ解析にて 47% 抑制されたことを報告[25]した．裸眼時と本 SCL 装用時における軸外収差に有意差を認めなかったことから，本レンズの近視進行抑制機序は軸外収差理論のみではなく，調節への影響等，別の機序が作用した可能性も示唆される．日本では 2WEEK メニコンDUO（メニコン）が処方可能である．

3）Aspheric single vision SCL（非球面単焦点 SCL）

2009 年に Blacker らは非球面単焦点 SCL である，Air Optix® Night and Day を成人に装用させたところ，球面単焦点 SCL 装用群と比較し 3 年間の近視進行程度が有意に抑制されたことを報告[26]した．

おわりに

現在の近視進行抑制治療の主流は，屋外活動励行に加えコンタクトレンズと低濃度アトロピン点眼薬の組み合わせ等の複数併用療法が効果的と考えられている．上述のように，近視発症・進行のメカニズムに注目し，さまざまな着眼点から眼鏡やコンタクトレンズが開発されており，現在日本で取り扱いのあるものを表1にまとめた．現時点では日本で取り扱いのあるものも限られているが，それぞれの近視進行抑制量等の特徴を把握し，患者の年齢や近視の程度，ライフスタイルに合わせた近視進行抑制治療を選択できるようにしていきたい．

文 献

1）Walline JJ, Lindsley KB, Vedula SS, et al：Interventions to slow progression of myopia in children. Cochrane Database Syst Rev, 1：Cd004916, 2020.
　Summary　近視進行抑制に効果的な治療をメタアナリシスによって評価した論文.

2）Cooper J, Tkatchenko AV：A Review of Current Concepts of the Etiology and Treatment of Myopia. Eye Contact Lens, 44：231-247, 2018.

3）Yang Z, Lan W, Ge J, et al：The effectiveness of progressive addition lenses on the progression of myopia in Chinese children. Ophthalmic Physiol Opt, 29：41-48, 2009.

4）Berntsen DA, Sinnott LT, Mutti DO, et al：A randomized trial using progressive addition lenses to evaluate theories of myopia progression in children with a high lag of accommodation. Invest Ophthalmol Vis Sci, 53：640-649, 2012.

5）Schilling T, Ohlendorf A, Varnas SR, et al：Peripheral Design of Progressive Addition Lenses and the Lag of Accommodation in Myopes. Invest Ophthalmol Vis Sci, 58：3319-3324, 2017.

6）Gwiazda J, Grice K, Thorn F：Response AC/A ratios are elevated in myopic children. Ophthalmic Physiol Opt, 19：173-179, 1999.

7) Cheng D, Schmid KL, Woo GC：The effect of positive-lens addition and base-in prism on accommodation accuracy and near horizontal phoria in Chinese myopic children. Ophthalmic Physiol Opt, **28**：225-237, 2008.

8) Cheng D, Woo GC, Drobe B, et al：Effect of bifocal and prismatic bifocal spectacles on myopia progression in children：three-year results of a randomized clinical trial. JAMA Ophthalmol, **132**：258-264, 2014.

9) 長谷部　聡：学童期における近視進行・眼軸延長抑制のストラテジー．医学のあゆみ，**245**：880-884，2013.

10) Sankaridurg P, Donovan L, Varnas S, et al：Spectacle lenses designed to reduce progression of myopia：12-month results. Optom Vis Sci, **87**：631-641, 2010.

11) Kanda H, Oshika T, Hiraoka T, et al：Effect of spectacle lenses designed to reduce relative peripheral hyperopia on myopia progression in Japanese children：a 2-year multicenter randomized controlled trial. Jpn J Ophthalmol, **62**：537-543, 2018.

12) Lam CSY, Tang WC, Tse DY, et al：Defocus Incorporated Multiple Segments(DIMS) spectacle lenses slow myopia progression：a 2-year randomised clinical trial. Br J Ophthalmol, **104**：363-368, 2020.

13) He M, Xiang F, Zeng Y, et al：Effect of Time Spent Outdoors at School on the Development of Myopia Among Children in China：A Randomized Clinical Trial. JAMA, **314**：1142-1148, 2015.
    Summary　1日40分の屋外活動を増やす介入により，近視進行抑制効果があることを明らかにした疫学研究論文.

14) Torii H, Kurihara T, Seko Y, et al：Violet Light Exposure Can Be a Preventive Strategy Against Myopia Progression. EBioMedicine, **15**：210-219, 2017.
    Summary　太陽光に含まれるバイオレットライトの近視進行抑制効果を動物実験，臨床研究から報告した論文.

15) Ofuji Y, Torii H, Yotsukura E, et al：Axial length shortening in a myopic child with anisometropic amblyopia after wearing violet light-transmitting eyeglasses for 2 years. Am J Ophthalmol

16) Mori K, Torii H, Hara Y, et al：Effect of Violet Light-Transmitting Eyeglasses on Axial Elongation in Myopic Children：A Randomized Controlled Trial. J Clin Med, **10**：5462, 2021.

17) Hiraoka T, Sekine Y, Okamoto F, et al：Safety and efficacy following 10-years of overnight orthokeratology for myopia control. Ophthalmic Physiol Opt, **38**：281-289, 2018.

18) Chamberlain P, Peixoto-de-Matos SC, Logan NS, et al：A 3-year Randomized Clinical Trial of MiSight Lenses for Myopia Control. Optom Vis Sci, **96**：556-567, 2019.

19) 二宮さゆり：小児の近視治療：新しいコンタクトレンズ．眼科グラフィック，**9**：564-573，2020.

20) Sankaridurg P, Bakaraju RC, Naduvilath T, et al：Myopia control with novel central and peripheral plus contact lenses and extended depth of focus contact lenses：2 year results from a randomised clinical trial. Ophthalmic Physiol Opt, **39**：294-307, 2019.

21) Lam CS, Tang WC, Tse DY, et al：Defocus Incorporated Soft Contact(DISC) lens slows myopia progression in Hong Kong Chinese schoolchildren：a 2-year randomised clinical trial. Br J Ophthalmol, **98**：40-45, 2014.

22) Rodriguez-Vallejo M, Montagud D, Monsoriu JA, et al：Relative Peripheral Myopia Induced by Fractal Contact Lenses. Curr Eye Res, **43**：1514-1521, 2018.

23) Walline JJ, Greiner KL, McVey ME, et al：Multifocal contact lens myopia control. Optom Vis Sci, **90**：1207-1214, 2013.

24) Walline JJ, Walker MK, Mutti DO, et al：Effect of High Add Power, Medium Add Power, or Single-Vision Contact Lenses on Myopia Progression in Children：The BLINK Randomized Clinical Trial. JAMA, **324**：571-580, 2020.

25) Fujikado T, Ninomiya S, Kobayashi T, et al：Effect of low-addition soft contact lenses with decentered optical design on myopia progression in children：a pilot study. Clin Ophthalmol, **8**：1947-1956, 2014.

26) Blacker A, Mitchell GL, Bullimore MA, et al：Myopia progression during three years of soft contact lens wear. Optom Vis Sci, **86**：1150-1153, 2009.

Case Rep, **20**：101002, 2020.

MB OCULI. No. 112 : 45 - 53, 2022

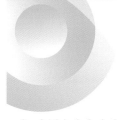

特集／年代別・目的別 眼鏡・コンタクトレンズ処方―私はこうしている―

壮年〜老年期の眼鏡処方

大口泰治[*1]　梶田雅義[*2]

Key Words : 屈折(refraction), 調節(accommodation), 眼位(eye position), 老視(presbyopia), 累進屈折力眼鏡(progressive addition lens glasses)

Abstract : 壮年〜老年期の眼鏡処方は若年者, 学童への眼鏡処方とは近方視への考慮という点で大きく異なる. また, この時期は眼にさまざまな変化が生じてくる. その変化に適切に対処しながら眼鏡処方を行う必要がある. 眼鏡処方においてポイントとなるのは屈折, 調節, 眼位の3者である. この3者は互いに密接に関連しており, そのバランスが崩れると適切な視力補正はできない. この時期に3者のバランスを取りながら視力補正を行えるのは累進屈折力眼鏡をおいて他にはない. 累進屈折力眼鏡の処方を上手に行うことで初めて加齢により変化してくる視機能を補いながら快適な視力補正を提供することが可能となる. 本稿ではこの時期に起こってくる加齢による視機能の変化と屈折, 調節, 眼位のお互いの関連につき解説しながら累進屈折力眼鏡の特徴とその処方について述べる.

はじめに

　壮年〜老年期は35歳以降であり, この年齢は眼の状態にさまざまな変化が生じてくる時期である. 屈折, 調節, 眼位すべてに変化が生じてくる. また白内障を生じ手術により眼内レンズとなることもある. このような眼の変化に対して快適な視力補正を提供する必要がある. そのためには年齢により生じてくる変化について理解する必要がある.

調節の変化

　はじめに年齢による変化が顕著な調節の変化について述べる. 加齢に伴い人の調節力は低下する(図1)[1].

　壮年期はこの調節力の低下により近方視に影響が生じてくる. 近方視のニーズで最もポピュラーなのは読書やスマートフォンの使用である. その平均視距離はそれぞれ33.7 cm, 19.3 cm(スマートフォン通常文字)とされている[2]. その距離を明視するために必要な調節力は, 遠方を見えるように矯正されている状態であれば, 読書で約3ジオプトリ, スマートフォンで約5ジオプトリとなる. 図1から5ジオプトリの調節力を下回ってくるのは40歳前後であることがわかる. したがって遠くが見えるように矯正されている状態ではこの年齢の前後でスマートフォンが見づらくなってくる可能性がある. また70歳に達する頃には調節力はほとんどなくなっている. 現代生活においては40歳前後で近方視に対する対策が必要となり, その後加齢に伴い近方視対策の必要量が増加することがわかる. 表1に累進屈折力眼鏡で視力補正する際の年齢別の必要加入度数の目安を示す. あくまで目安でありそれまでの視力補正状態や個々人の見

[*1] Yasuharu OGUCHI, 〒108-0023 東京都港区芝浦3-6-3 協栄ビル4階 梶田眼科, 副院長／〒960-1247 福島市光が丘1 福島県立医科大学医学部眼科学講座, 非常勤講師
[*2] Masayoshi KAJITA, 梶田眼科, 院長

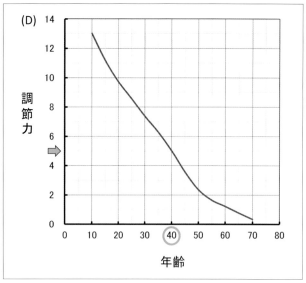

図 1. 年齢・調節力曲線
調節力は 40 歳で 5 ジオプトリを下回ることがわかる.
（文献 1 より引用）

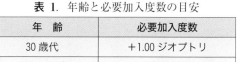

表 1. 年齢と必要加入度数の目安

年　齢	必要加入度数
30 歳代	＋1.00 ジオプトリ
40〜45 歳	＋1.25 ジオプトリ
46〜60 歳	＋1.50 ジオプトリ
61 歳以降	＋1.75 ジオプトリ

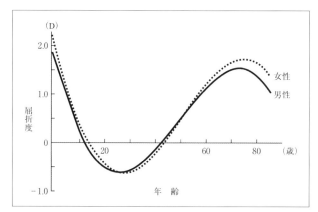

図 2. 年齢と屈折度の変化
30 歳頃より屈折度は遠視化する傾向がある.
（文献 4 より引用）

え方の要求度によって変わってくる.

屈折・乱視の変化

次に屈折の変化について述べる. 人の屈折は生涯にわたり一定ではなく 29 歳以下では近視化, 30 歳以上では遠視化すると報告されている[3]. また別の報告でも図2のように30歳前後で遠視化に向かうとされている[4].

したがって壮年期においては調節力の低下とともに遠視化により近方視の困難さが表面化しやすい. 20 歳前半での正視眼は加齢により ＋2 ジオプ

トリ程度の遠視眼となる場合があり, 裸眼では遠方も近方も見えなくなる. 近視であっても本人が気づかないうちにそれまで使用していた眼鏡が過矯正となっている場合もあり, そのときは加入度数を考える前に球面度数を調整しなければ適切な加入度数の選択はできない.

また, 加齢とともに乱視も変化してくる. 加齢により全乱視は増加傾向となる(図3)[5]. 若年者の角膜前面は直乱視が多く水晶体倒乱視で代償され全乱視は角膜乱視より少ない直乱視となっていることが多い[6)7]. しかし加齢とともに角膜の直乱視

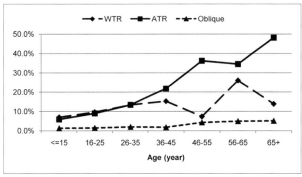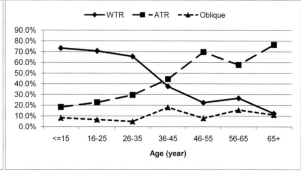

a | b

図 3. 年齢と全乱視および角膜乱視の変化
a：年齢別の全乱視のタイプ別の頻度
b：年齢別の角膜乱視のタイプ別の頻度
WTR（with the rule）：直乱視，ATR（against the rule）：倒乱視，Oblique：斜乱視
（文献 5 より引用）

が減少し水晶体倒乱視が増加するため全乱視は倒乱視化してくる．40歳未満は全乱視の90％が直乱視，80歳以上は66％が倒乱視とする報告もある[8]．乱視は偽調節として近方視に有利に働くこともあるが，乱視の増加に気づかず適切な乱視矯正が行われなければ数字の見間違い等，事務作業で支障が出る場合がある．

眼位の変化

次に眼位の変化について述べる．以前より加齢により眼位異常が生じることは報告されている．加齢により外斜位の増加[9]や，内斜位の増加[10]があるとされている．最近では加齢により眼窩プリーの変化を生じることで眼位異常を引き起こすことが知られてきている[11][12]．その原因としてプリーの位置異常，不安定性，可動性の障害，加齢変化が挙げられている．プリーの位置異常としては直筋のプリー位置異常，上斜筋萎縮を伴う上斜筋麻痺における内直筋プリーの上方偏位，水平直筋プリーの加齢による下方偏位，高度近視に伴う固定斜視の外直筋下方偏位および内直筋の鼻側偏位等があると報告されている．明らかな斜視の場合は自覚的・他覚的に異常に気づくことが多いが，数プリズムの斜位は注意して診察しなければ見落とすことがある．眼位異常は屈折や調節に影響を与えるため，その異常に気づき適切な対処を行う必要がある．

以上のようにヒトは加齢により屈折，調節，眼

位すべてに変化が生じてくる．この変化を踏まえて壮年～老年期の眼鏡処方についてみていくこととする．

眼鏡処方の実際

この時期の眼鏡処方は35歳～44歳6か月，その後から60歳過ぎまでの白内障手術を行うまでの老視の進行期，白内障手術後で考えると良い．この時期はいずれもそれ以前の単焦点眼鏡で行っていた視力補正を累進屈折力眼鏡で行う必要が出てくる時期である．35歳～44歳6か月はそれまで適切な矯正が行われていれば図1のように調節力があり単焦点眼鏡で近方視に不自由することはない．しかし眼精疲労やテクノストレス眼症（図4-b）[13]を生じている際は累進屈折力眼鏡での視力補正が必要となる．

44歳6か月以降は老視を自覚するようになり近方視対策が必要となる．またその対策の必要量は加齢とともに増加していく．白内障手術後は調節力が失われる．最近は多焦点眼内レンズ挿入も行われる時代となったが，単焦点眼内レンズ挿入眼では累進屈折力眼鏡による視力補正が必須となる．また調節力が失われている眼内レンズ挿入眼でも調節けいれんを生じている場合があり（図4-c），その際は調節けいれんの治療後に眼鏡処方を行わなければ適切な度数とならないため，調節の評価は白内障術後であっても場合によっては必要である．

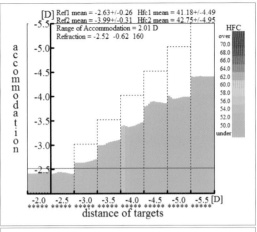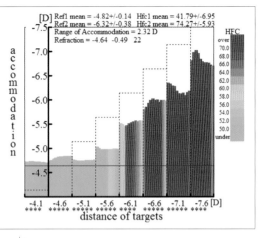

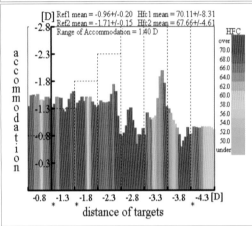

a | b
c |

図 4.
さまざまな Fluctuation of kinetic refraction
(Fk−MAP)
　a：正常眼
　b：テクノストレス眼症
　c：眼内レンズ挿入眼の調節けいれん
　　　　　　　　　　　（文献 13 より引用）

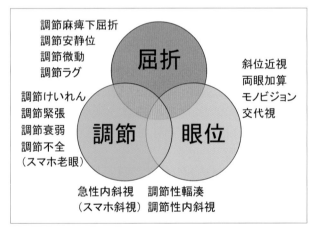

図 5. 屈折，調節，眼位の相互関係
3 者にかかわる用語を記載した．スマホ老眼，スマホ
斜視は括弧書きとした.

　老視や眼内レンズ挿入眼に対する近方視対策と
しては単焦点の老眼鏡があるが，多種類のデジタ
ルデバイスが使用される現代においては勧められ
ない．その理由はスマートフォンやパーソナルコ
ンピュータ等，さまざまな距離を見る必要の他

に，屈折，調節，眼位の関係にある．図 5 に屈折，
調節，眼位がかかわる用語をまとめたが，この 3
者は相互に関連している．したがって構成要素の
1 つのバランスが崩れると他のバランスも崩れて
しまう．加齢により 3 者いずれも変化してくるた

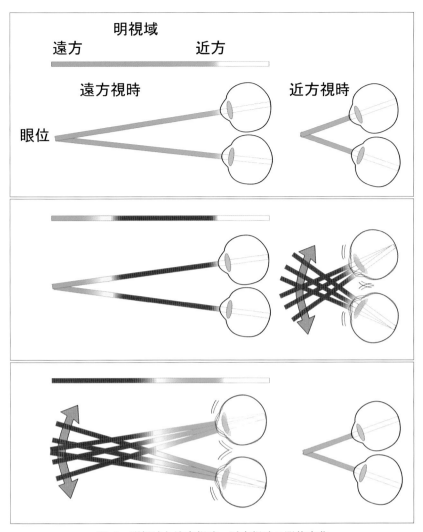

図 6. 明視域と遠方視時，近方視時の眼位変化
a：調節力が保たれている状態．遠方視，近方視いずれ
　も安定して両眼視が可能である．調節力が低下しても
　累進屈折力眼鏡を併用すれば同様である．
b：調節力が低下し近方視が困難な状態．遠方視におい
　ては眼位が安定しているが，近方視では眼位が安定し
　ない．
c：矯正していない近視眼あるいは b の状態で単焦点の
　老眼鏡で矯正した状態．近方視では眼位が安定してい
　るが遠方視では安定しない．

め，そのバランスを取りながら視力補正を考えて
いく必要がある．単焦点眼鏡では3者のバランス
をとることができない．それは図6に示すように
単焦点眼鏡は調節力の低下した老視眼では眼位を
安定して保てないためである．調節力が十分な年
齢では，遠方が見えるように視力補正が行われて
いれば遠方から近方まで明視域があり各距離で両
眼視を行うことが可能である（図6-a）．しかし調

節力の低下により近方視が困難になってくると，
近方視において朦輪が大きくなり眼位が安定しな
くなる（図6-b）．この状態で単焦点の老眼鏡で視
力補正を行うと近方視の際は両眼視が可能である
が，顔を上げた際の遠方視で眼位が安定しなくな
る（図6-c）．特に壮年期以降はプリー異常等も重
なり遠方視および近方視に配慮した適切な視力補
正を行わなければ眼位が不安定となりやすい．

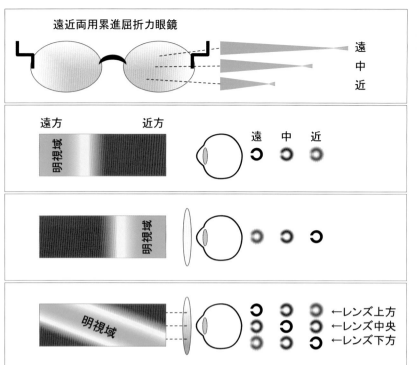

$$\frac{a}{\frac{b}{\frac{c}{d}}}$$

図 7.
累進屈折力眼鏡の見え方のイメージ
　a：遠近両用累進屈折力眼鏡のイメージ．レンズ上方では遠方，中間では日常距離，下方では近方を見ることが可能である．
　b：調節力の低下した正視眼のイメージ．中間〜近方は明視が不能である．
　c：矯正していない近視眼あるいはbの状態で単焦点の老眼鏡で矯正したイメージ．近方以外は明視が不能である．
　d：累進屈折力眼鏡で矯正したイメージ．上下の視線の移動により遠方から近方まで連続的に明視が可能である．

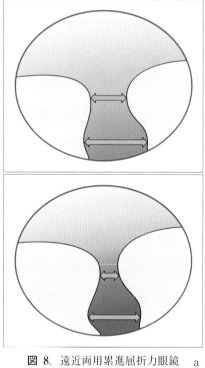

図 8．遠近両用累進屈折力眼鏡 $\frac{a}{b}$
　　　の収差のイメージ
　矢印は歪みが少ない部分を示す．
　a：低加入度数（＋1.00 ジオプトリ）での
　　収差のイメージ
　b：高加入度数（＋3.00 ジオプトリ）での
　　収差のイメージ

　そこで必要となるのが累進屈折力眼鏡である．累進屈折力眼鏡は図7に示すように眼鏡内での視線の移動により遠方から中間，近方を見ることが可能な眼鏡である（図7-a）．単焦点の老眼鏡では明視域は近方のみとなる（図7-c）が，累進屈折力眼鏡では視線の移動により各距離を途切れることなく連続で見ることが可能となる（図7-d）．一見，万能に見える累進屈折力眼鏡であるが，欠点もある．それは図8のように高加入度になるにしたがってレンズの収差が大きくなり，それに伴い視野の歪みが大きくなることである．特に日常視で頻繁に使用する中間から近方の収差は大きくなり，歪みが少なく快適に見える範囲が狭くなる．

　そのため単焦点眼鏡のほうが見え方の鮮明度は高い．このような特徴を踏まえると遠近両用累進屈折力眼鏡の処方のポイントで各年代すべてに共通することは，不必要に加入度数を大きくしないことである．それにより各距離の見え方の質を確保する．加入度数を大きくしないためには遠方度数を不満が出ない範囲で如何にプラス側にするかが最大のポイントとなる．遠方度数がプラス側であれば低加入度数でも近用度数は高加入度数の眼鏡と変わらなくなる（図9）．

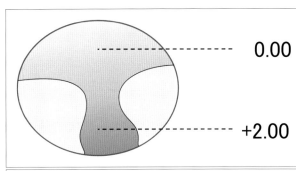

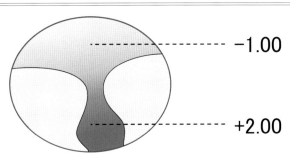

図 9.
近用度数が同じ(+2.00 ジオプトリ)低加入と高加入
遠近両用累進屈折力眼鏡の度数分布
　　a：遠用度数 0.00 ジオプトリ，加入度数+2.00 ジ
　　　　オプトリのイメージ
　　b：遠用度数−1.00 ジオプトリ，加入度数+3.00
　　　　ジオプトリのイメージ

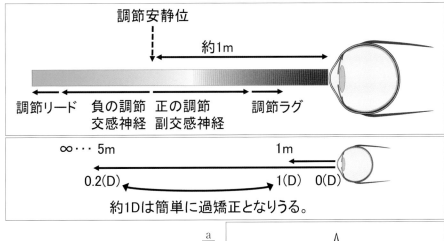

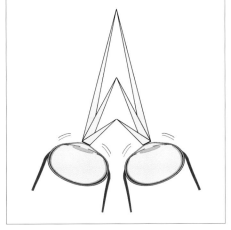

図 10.
調節安静位
　　a：調節安静位．安静時は 1 m くらいの
　　　　距離にピントが合っている．
　　b：5 m の視力表では約 1 ジオプトリ過
　　　　矯正となりうることがある．
　　c：両眼で見ることで距離情報を得られ
　　　　る．

　そこで遠方の視力補正は負の調節(毛様体筋交
換神経支配)と調節リード(両眼で見ることで働く
両眼視細胞，偽調節(正乱視や角膜不正乱視，白内
障により生じる水晶体そのものの多焦点性))を活
かし，可能な限りプラス側への設定を目指す(図
10-a)．ヒトは正視の人で安静時は大体 1 m(1 D)

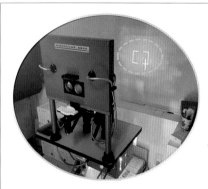
正位

4〜5cm

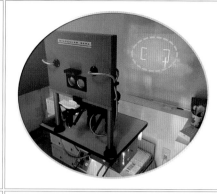
外斜位

10cm

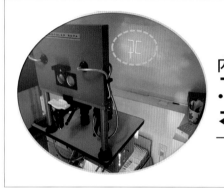
内斜位

−6cm

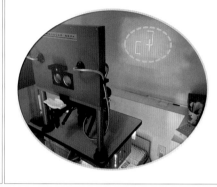
右上斜位

+8cm

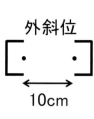

図 11. ビノキュラーセパ(田川電気研究所社製)による眼位測定
スクリーンに映し出された図形を被検者自身に手動で合わせてもらうことで
容易に眼位を定量できる装置
　　　　a：正位　　　　b：外斜位
　　　　c：内斜位　　　　d：右上斜位

くらいの距離にピントが合っている(生理的緊張によって調節している). そのため通常行われる片眼ずつの矯正視力検査では約1ジオプトリは過矯正となりうる(図10-b). そこで両眼で見ることで距離情報や両眼視細胞を用いて過矯正を防ぐことが必要となる(図10-c). その際, 参考となるのが両眼同時雲霧法である. また斜位近視等, 眼位異常で誘発されているマイナス度数はプリズムレンズを併用し両眼同時雲霧法を行うとよりプラス側の度数が得られることがある. 眼位は alternative cover test で確認し, ビノキュラーセパ(田川電気研究所社製)を用いることで定量的に測定可能である(図11). 個々の症例で遠方の見え方に不満が出ない程度に適切と考えられる遠方度数が得られたならば, 加入度数を必要とされる近方度数を考慮し合わせていく. 35〜44歳6か月では表1に示したように30歳代では+1.00ジオプトリ,

40〜45歳では+1.25ジオプトリを目安とする. 遠方の見え方を強く要求される場合はこの年齢でも加入度数を大きくする場合もある. 46〜60歳頃までは+1.50ジオプトリを, 61歳以降は+1.75ジオプトリを選択する. ここで大切なことは初めての加入度数は+1.50ジオプトリ以下で抑えることである. これは歪みが大きくなるため有水晶体眼では+1.75ジオプトリ以上の加入度数を, たとえ装用練習中に問題なくかけられていても, 日常生活での使用に耐えられないことが多いためである. そのため必要な近方度数が得られない際は1〜2か月間, 遠方が若干低矯正, 低加入度数で慣れてもらい, 眼鏡を装用したまま階段の昇降等が問題なくできるようになってから加入度数を変更する必要がある. 白内障手術後であれば+1.75ジオプトリからでも装用可能なことが多いが, +2.00ジオプトリ以上の加入度数は初めての装

用では装用に慣れにくく苦情になりやすい．ただし，術前に累進屈折力眼鏡の装用経験があれば，術直後から必要な加入度数を選択可能である．

　最後にコンタクトレンズ併用による眼鏡矯正について述べる．コンタクトレンズ併用の眼鏡矯正は強度近視，強度遠視，強度乱視の症例でとても有用である．いずれも眼鏡単独では像の拡大縮小や歪みが強く，コンタクトレンズ単独では眼位異常が伴っている場合は両眼視を良好に保ちながらの視力補正は不能である．眼位異常が伴っている際はコンタクトレンズでの矯正はいずれもコンタクトレンズ上のオーバーレフで優位眼−1.00ジオプトリ前後，非優位眼−2.00ジオプトリ前後のモノビジョン矯正を行う．これにより日常生活はある程度コンタクトレンズ単独での矯正が可能であり，さらにより良い視力補正を必要とする際はその上からプリズム入り累進屈折力眼鏡を併用すると両眼視を良好に保った快適な視力補正が可能となる．特に強度遠視では遠視を補正するに留まらず近視側とすることが大切である．強度乱視はコンタクトレンズである程度乱視を矯正することで歪みの出る眼鏡での乱視矯正度数を減らすことにより快適な視力補正につなげることが可能となる．

文　献

1) 梶田雅義：最近話題のスマホ老眼について　企画にあたって．日コンタクトレンズ会誌，**60**：8-16，2018.
2) 野原尚美，丹沢慶一：デジタルデバイスの視距離と文字サイズ．あたらしい眼科，**36**：845-850，2019.
　　Summary　書籍，携帯電話，スマートフォンの作業別視距離と文字サイズ，視距離での視角，輻湊角について掲載されており，デジタルデバイス時代の視機能管理についてまとめられている．
3) 河鍋楠美：他覚的屈折度（等価球面度数）を30年以上追えた988眼の屈折度の変化．臨床眼科，**70**：523-526，2016.
4) 魚里　博：眼光鋭く．Tomey Ophthalmology News，**28**：5，2001.
5) Hashemi H, Rezvan F, Yekta AA, et al：The prevalence of astigmatism and its determinants in a rural population of Iran：the "Nooravaran Salamat" mobile eye clinic experience. Middle East Afr J Ophthalmol, **21**：175-181, 2014.
6) 不二門　尚：CL診療に必要な基礎知識（第22回）屈折の加齢変化．日コンタクトレンズ会誌，**53**：236-238，2011.
　　Summary　加齢に伴う屈折変化についてまとめられている．
7) 鳥居秀成：【乱視の疫学】　乱視の分布と加齢変化．MB OCULI，**29**：1-6，2015.
8) 林　研，桝本美樹，藤野鈴枝ほか：加齢による角膜乱視の変化．日眼会誌，**97**：1193-1196，1993.
9) Harrison ET：PHYSIOLOGIC EXOPHORIA IN RELATION TO AGE. Archives of Ophthalmology, **9**：104-105, 1933.
10) Godts D, Mathysen DG：Distance esotropia in the elderly. Br J Ophthalmol, **97**：1415-1419, 2013.
11) 河野玲華：複視とプリー．あたらしい眼科，**27**：903-908，2010.
　　Summary　複視とプリーの関係について詳しく解説されており，実際の症例のHESSやMRI画像が掲載されている．
12) Demer JL：Pivotal role of orbital connective tissues in binocular alignment and strabismus：the Friedenwald lecture. Invest Ophthalmol Vis Sci, **45**：729-738, 2004.
13) 梶田雅義：屈折矯正における調節機能の役割　臨床から学んだ眼精疲労の正体．視覚の科学，**33**：138-146，2012.

MB OCULI. No. 112：54−61, 2022

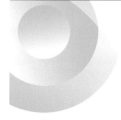

特集／年代別・目的別 眼鏡・コンタクトレンズ処方―私はこうしている―

壮年〜老年期のコンタクトレンズ処方

松澤亜紀子*

Key Words : 老視(presbyopia)，多焦点コンタクトレンズ(multifocal contact lens)，焦点深度拡張(extended depth of focus)，モノビジョン(monovision)，モディファイドモノビジョン(modified monovision)

Abstract：老視は，誰もが避けて通れない加齢性の変化であるが，適切に矯正されないことによる生産性の低下は深刻な問題である．近年は，さまざまなタイプの遠近両用コンタクトレンズ(MFCL)が登場しており，各レンズのデザインや特性を知ったうえでレンズを選択する必要がある．また，老視に対するコンタクトレンズ(CL)による矯正方法には，MFCL による矯正だけでなく単焦点 CL によるモノビジョン法や単焦点 CL と MFCL を組み合わせたモディファイドモノビジョン法等があり，患者の年齢，眼の状態，見え方の要求度に応じて適切な矯正方法を選択することが老視矯正を成功させるコツである．すべての患者が満足するレンズがあるわけではないが，患者の求める遠方の見え方，近方の見え方に近づけるためのレンズ選択方法と検査方法を学び，老視に対する適切な対処方法を学ぶことは眼科医にとって必要な知識となるだろう．

はじめに

壮年〜老年期にかけて，コンタクトレンズ(contact lens：CL)装用者にとって調節力の低下，つまり老視が生じることにより CL 装用を諦める人も少なくない．老視は，40 歳前後から自覚されることが多く，誰もが避けては通れない加齢性の変化である．1990 年代にディスポーザブル CL が登場し，急激に CL 装用者人口が増加した当時に CL 装用をはじめた団塊ジュニア世代が老視年齢となり，CL による老視対策のニーズは高まっている．CL による老視の屈折矯正方法には，球面度数を落とし低矯正にする方法や多焦点 CL(multifocal contact lens：MFCL)，モノビジョン法，CL と眼鏡を併用する方法等が挙げられる．また，

CL 装用者に対する老視対策では，CL 使用歴やライフスタイル，患者それぞれの見え方に対する要求，眼の状態等から最適なレンズと矯正方法を選択することが成功の秘訣である．本稿では，快適な CL 装用を継続させるために必要な MFCL の選択およびモノビジョン法による老視矯正方法について解説する．

多焦点コンタクトレンズのデザインと特徴

MFCL の種類は，多焦点ハードコンタクトレンズ(multifocal hard contact lens：MF-HCL)と多焦点ソフトコンタクトレンズ(multifocal soft contact lens：MF-SCL)があり，我が国で現在発売されている MFCL は，すべて同時視型である．同時視型 CL の特徴は，遠見と近見の像が同時に網膜に投影されるため視線の移動が不要であるが，脳内で必要な像を選択し，不要な像に抑制をかけていくため，見え方に慣れるまでの時間には個人差

* Akiko MATSUZAWA, 〒214-8525　川崎市多摩区宿河原 1-30-37　聖マリアンナ医科大学 川崎市立多摩病院眼科，部長

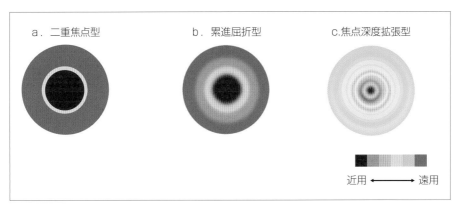

図 1. 焦点構造別のデザインイメージ
a：二重焦点型．二重焦点型で中心が近用で移行部があり周辺は遠用のデザイン
b：累進屈折型．累進屈折型で中心が近用で周辺に向かい徐々に遠用に移行していく．
c：焦点深度拡張型．焦点深度拡張型で近用〜遠用の度数が木の年輪のように繰り返す．

があり，数日〜2週間ほどかかる場合がある．

MFCLの焦点構造には，二重焦点型，累進屈折型，焦点深度拡張（extended depth of focus：EDOF）型に分類される（図1）．それぞれの光学部は，中心が近用光学部で同心円状に囲む周辺部が遠用光学部の中心近用タイプと，中心が遠用光学部で同心円状に囲む周辺部が近用光学部である中心遠用タイプがある．EDOFは，同心円状に近〜中〜遠用光学部が繰り返されるannual rings design（木の年輪状デザイン）となっており，中心に近用度数が多いタイプと中心に遠用度数の多いタイプがある[1]．

MFCLの見え方に関しては，光学部デザインに依存せず遠方重視，近方重視，遠近バランス型のレンズがあり，レンズ種類や加入度数によって見え方が異なるため，それぞれの特徴を把握する必要がある．また，いずれのレンズを選択しても，加入度数が高くなるとコントラスト感度が低下する等，視機能へ影響を及ぼし，見え方の質を低下させることがあるため[2]，年齢にかかわらず可能な限り低い加入度数から試してみると良い．

レンズ種類の選択

これまで単焦点HCLを装用していた場合には，MF-HCLを選択していくことが多いが，円錐角膜等の角膜不正乱視がある場合には，MF-HCLによる老視矯正が困難となることが多いため眼鏡を併用する方法を選択する．一方，これまでCL経験がない場合やSCL経験者ではMF-SCLを選択する．軽度の倒乱視や直乱視の場合には遠近両用トーリックレンズを選択するが，−3diopter（D）以上の乱視や斜乱視がある場合には，レンズ規格の問題からモノビジョン法またはモディファイドモノビジョン法，もしくは眼鏡を併用し老視矯正を行う[3]．

MF-SCLには，先述の通り二重焦点型，累進屈折型，EDOF型がある．二重焦点型は，遠方と近方に比べて中間距離での見え方に落ち込みや遠近の境界部で像がジャンプする欠点があるが[4]，現在発売されている二重焦点型は中心近用のみであるため，近方を重視する人に向いている．累進屈折型は，中心から周辺に向かって度数が連続的に変化するため，遠方から中間，近方まで境目がなく見ることが可能である．しかし，単焦点CLに比べて加入度数を高くするほどコントラスト感度が低下するため，遠方の見え方の質に影響するという欠点がある．累進屈折型は，現在販売されているMFCLのなかで一番多いデザインであるが，メーカーやレンズの種類によって見え方が異なるため，複数のレンズを試してみる必要がある．EDOF型は，焦点深度を拡張しピントの合っている範囲を広くするレンズである．さまざまな度数が繰り返し同心円状に配置されたannual rings designとなっているため，年齢や縮瞳による瞳孔

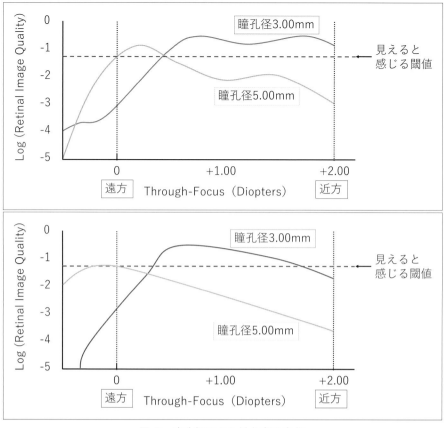

図 2. 瞳孔径による見え方の変化

a：EDOF 型（high）．網膜像をイメージしたモデルで，赤い点線よりも上は見えると感じる領域である．EDOF 型では，瞳孔径が 3 mm では中間～近方で良好な網膜像が得られているが，瞳孔径 5 mm では遠方のみ良好な網膜像が得られる．

b：累進屈折型（high）．累進屈折型では，瞳孔径 3 mm では中間～近方で良好な網膜像が得られているが，瞳孔径 5 mm では，全距離で良好な網膜像が得られていない．

$\dfrac{a}{b}$

（文献 5 より引用改変）

径の変化による見え方の影響を受けにくい特徴がある（図2）[5]．累進屈折型では，縮瞳や散瞳により瞳孔径内でのレンズの度数分布が変化するため，見え方への影響が大きくなる．また，同様の原理でセンタリングが不良な症例でも累進屈折型に比べ EDOF 型は見え方への影響が少ない特徴がある（図3）[5]．

CL による老視矯正方法の選択

　矯正方法の選択には，年齢や個々の屈折度数，見え方の要求度により異なってくるため，MFCL 処方前に使用している CL や眼鏡度数を把握することや VDT（visual display terminals）作業の有無を含めた仕事内容やライフスタイル，CL の使用目的等をきちんと聴取する必要がある．それらを踏まえたうえで，CL による老視に対する矯正方法を選択する（表1）．

1．低矯正単焦点 CL

　単焦点 CL をプラス方向に変更することで，遠方視力は落ちるものの近方視力を良好にして満足させる．初期の老視や長時間の VDT 作業を行う人には受け入れられやすい．軽度の近視眼や遠視眼，遠方の見え方にこだわりが強い場合には MFCL やモノビジョン法を選択する[6]．

2．遠近両用 CL

　初期老視では調節力が残っているため，近方加

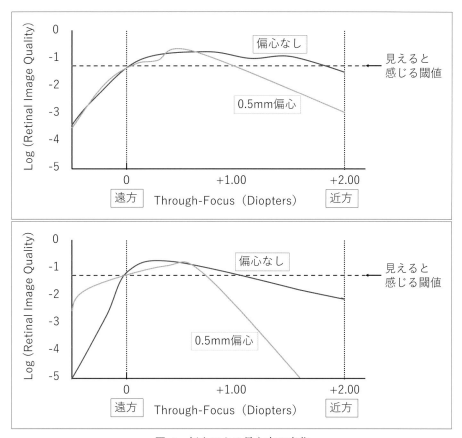

図 3. 偏心による見え方の変化

a ：EDOF 型（high）．EDOF 型で偏心がない場合には，遠方〜近方まで
　良好な網膜像が得られているが，0.5 mm の偏心では近方で良好な網膜
　像が得られていない．

b ：累進屈折型（high）．累進屈折型で偏心がない場合は，遠方〜中間で良
　好な網膜像が得られているが，0.5 mm の偏心では，中間〜近方で良好
　な網膜像が得られていない．

（文献 5 より引用改変）

表 1. CL による老視矯正方法

	優位眼		非優位眼	
	レンズ種類	焦点距離	レンズ種類	焦点距離
低矯正 CL	単焦点	中間	単焦点	中間
遠近両用 CL	多焦点	遠方〜近方	多焦点	遠方〜近方
モノビジョン	単焦点	遠方	単焦点	近方
モディファイド モノビジョン	単焦点	遠方	多焦点	中間〜近方
モディファイド＆ モディファイド モノビジョン	多焦点	遠方〜中間	多焦点	中間〜近方

入度数を低く設定することで遠近とも満足のいく
見え方が得られ継続的な CL 装用が可能となる場
合が多い．中期以降の老視では，近方加入度数を
強くしないと満足が得られなくなるが，コントラ
スト感度が低下することで遠くの見え方に不満が
生じることがあり，その際にはモノビジョン法等
を選択する．

表 2. MFCL トライ前の確認事項と説明事項

◆確認事項
　①現在使用している眼鏡，CL に対する不満の有無
　②見え方に対する要求度(遠方，近方，遠近とも)
　③運転や細かい作業の有無
　④優位眼
◆説明事項
　①同時視に特有の見え方について
　②MFCL に慣れるまで時間が必要
　③眼鏡とは違い視線の移動が不要である

3．モノビジョン法

　MFCL の見え方に慣れない場合や中期以降の老視では，両眼に単焦点 CL を選択し優位眼を遠方適正度数に，非優位眼を遠方適正度数よりもプラス側に合わせたモノビジョン法を使う方法がある．この場合，左右差は 2 D 以内にすると成功しやすいが，立体視が悪化するため遠近感の必要な作業や細かい作業を行う人には向かない．また，初期老視の場合には，左右の屈折度数差をわずかにつけるミニモノビジョン法にすると立体視が損なわれることなく満足感が得られやすい．

4．モディファイドモノビジョン法

　中期以降の老視では，近方加入度数を強くすると遠方視に不満が出やすくなるため，優位眼に遠方適正度数に合わせた単焦点 CL を，非優位眼を遠方適正度数よりもプラス側に合わせた MFCL を選択するモディファイドモノビジョン法にすると良い．中等度以上の乱視がある場合には優位眼にかかわらず，乱視用単焦点 SCL を遠方適正度数に，もう片眼に遠方適正度数よりもプラス側に合わせた MFCL を選択し乱視矯正を優先させると遠方の見え方が良好となる[7]．

5．モディファイド＆モディファイドモノビジョン法

　両眼に MFCL を装用し，優位眼を遠方適正度数に，非優位眼を遠方適正度数よりもプラス側に合わせた方法をモディファイド＆モディファイドモノビジョン法という．この方法では，モノビジョン法と比較して両眼視が良好となる[8]．また，モノビジョン法と同様に左右の屈折度数差をわずかにつけることでさらに両眼視が良好となる．また，近方加入度数を優位眼には低いもの，非優位眼には強いものを選択すると遠方の見え方が良く

なり満足感が得られやすい．

MFCL をトライする前に

　MFCL をトライする前に，確認したほうが良い事項について表 2 にまとめた．まずは，現在使用している CL や眼鏡に対する不満の有無を確認する．近方視に不満がある場合や低矯正のために遠方視に対して不満がある場合には，MFCL の良い適応となる．次に職業やライフスタイル，VDT 作業の有無等から遠方を重視したいのか，近方を重視したいのかを確認する．遠方，近方とも見え方の要求度が強い場合には，MFCL の構造や同時視特有の特徴，慣れるまでに少し時間が必要となることなどを説明し，MFCL の見え方に対する要求度を下げると処方が成功しやすくなる．また，長時間の運転や細かい作業がある場合等，見え方に対する要求度が強い場合には，単焦点 CL に眼鏡を併用する方法を勧めている．最後に，遠近両用眼鏡と違い視線の移動が必要ないことや，これまでに MFCL を試したが合わなかった場合でも年齢的な変化やレンズ性能が向上しており，再度試してみる価値があることを伝えると MFCL への抵抗感が軽減される．

球面度数と加入度数の決定

　現在使用している CL で遠方の見え方が問題ないようであれば，まずは同度数の球面度数を選択する．現在使用している CL が低矯正である場合や CL 未経験の場合には，自覚的屈折値を測定し，頂点間距離補正後の等価球面度数から 0.50 D〜1.00 D プラス側の球面度数を選択する．レンズの種類によっては遠方がぼやけて見える場合があるが，トライアルレンズ上からマイナスレンズを足

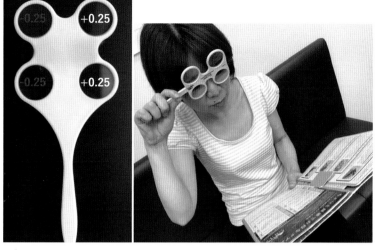

a | b 　　　　図 4. 検眼フリッパーの活用
a：検眼フリッパー．＋0.25 D のレンズと −0.25 D の球面
　レンズが装備されている．
b：検眼フリッパーの使用例

して調整し，最終的に過矯正とならないように調節する．

　現在の，MFCL は同時視型であるため，加入度数が高くなるほどコントラスト感度が低下し，遠方の見え方に影響が出やすくなるため，年齢や近方必要加入度数にかかわらず選択したレンズの規格で一番低い加入度数のトライアルを最初に選択する．ただし，眼内レンズ挿入眼等，調節力がほとんどない場合には，加入度数がやや高いレンズを選択しても良い[9]．この場合でも，優位眼には加入度数の低いレンズを選択したほうが成功しやすい．

フィッティングの確認

　MFCL は，同心円状に光学部が配置されているため，前述の通りレンズが偏心することにより見え方に影響を及ぼすことがある．そのために，フィッティングでは瞬目によるレンズの動きだけでなくセンタリングにも注意が必要である．レンズの偏心が大きい場合には，良好な視力を得られないことが多いため，他の種類のレンズに変更する．

見え方の確認と対処方法

　トライアルレンズを装用してから 15 分程度し

たら，まずは両眼視で近方の見え方を確認する．その際に，視力検査ではなくスマートフォンや新聞等，実際に使用しているもの等を用いて自然な見え方を確認する．次に遠方の見え方の確認を行うが，近方同様に視力検査ではなく両眼視で外の風景や壁の時計，カレンダー等，実際のものの見え方を確認してもらう．視力検査でも必ず，両眼視で遠方と近方の見え方を確認するが，その際に視力の値にこだわらず患者の自覚的な見え方を優先させる．筆者は，検眼フリッパー等も活用しながら下記の要領で度数の調整を行っている(図4)．

1. 遠方が見えづらい場合(図5)

　遠方が見えづらい場合には，過矯正にならないように優位眼の球面度数を −0.25 D ずつ追加していき，遠方の見え方に満足が得られたところで，両眼での近方の見え方を確認する．優位眼のみの度数調整で遠方の見え方に満足が得られない場合には，非優位眼の球面度数を −0.25 D ずつ追加していき，遠方の見え方に満足が得られたところで，両眼での遠方と近方の見え方を確認する．球面度数のみの調整で満足が得られない場合には，優位眼を遠方重視の単焦点 CL に変更してモディファイドモノビジョン法にすると良い．

2. 近方が見えづらい場合(図6)

　近方が見えづらい場合には，非優位眼の球面度

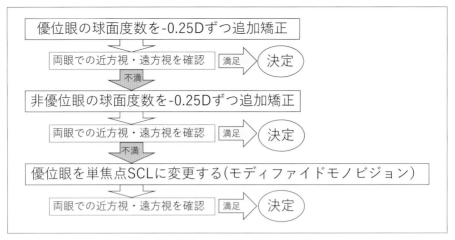

図 5. 遠方が見えづらい場合の対処法

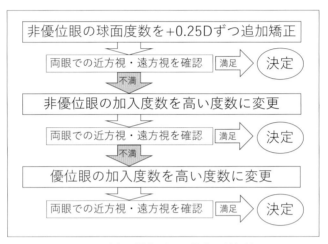

図 6. 近方が見えづらい場合の対処法

数を + 0.25 D ずつ追加していき，近方の見え方に満足が得られたところで，両眼での遠方の見え方を確認する．非優位眼のみの度数調整で近方の見え方に満足が得られない場合には，非優位眼の近方加入度数を高い度数に変更する．それでも，近方の見え方に満足が得られない場合には，優位眼の近方加入度数を高い度数に変更する．

レンズ決定後に，MFCL の同時視特有の見え方に慣れるまで 1～2 週間ほどの試用期間を設けると良い．また前述の通り，周囲の明るさによる瞳孔径の変化によって見え方に影響があるため，さまざまなシチュエーションで試用レンズを試していただくと良い．また，試用期間に見え方の不満が生じた場合には上記の方法で再び見え方の調節をする必要がある．

おわりに

MFCL の処方は，手間や時間がかかるわりに患者満足度が高くない印象を持たれている先生方も少なくないと思うが，近年はさまざまなタイプの MFCL が登場し，光学的な性能が向上しており，選択の幅も広がっている．一方で，すべての患者が満足するレンズがないことも事実である．しかし，MFCL 処方にはある程度のパターンが決まっており，個々の患者の見え方に対する要求に耳を傾けつつ，そのパターンに従って処方していくことで，満足度の高い見え方を得ることが可能となる．人生100年時代となり壮年～老年期において，より多くの患者が快適な CL 装用が可能となるよう期待したい．

文　献

1) 二宮さゆり：EDOF コンタクトレンズ．IOL & RS，**43**：513-517，2020．

2) 植田喜一，佐藤里沙，柳井亮二ほか：デザインの異なる遠近両用コンタクトレンズのコントラスト視力．日コレ誌，**44**：211-215，2002．

3) 土至田　宏：コンタクトレンズによる老視矯正．IOL & RS，**35**：193-203，2021．

4) 曲谷久雄：老視用コンタクトレンズの再検討．あたらしい眼科，**9**：1829-1836，1992．

5) Bakaraju RC, Ehrmann K, Ho A：Extended depth of focus contact lenses vs two commercial multifocals：Part 1. Optical performance evaluation via computed through-focus retinal image quality metrics. J Optom, **11**：10-20, 2018.
   Summary　さまざまなタイプの MFCL の見え方をグラフに示し，理解しやすく記されている．

6) 塩谷　浩：コンタクトレンズ処方はじめの一歩　老視．あたらしい眼科，**32**：1427-1428，2015．
   Summary　MFCL 処方の基本が記されており，初心者にお勧めの文献．

7) 松澤亜紀子：遠近両用ソフトコンタクトレンズのモノビジョン法による老視矯正．あたらしい眼科，**38**：741-745，2021．

8) Zelwznyak L, Sabesan R, Oh J, et al：Modified monovision with spherical aberration of improve presbyotic through-focus visual performance. Invest Ophthalmol Vis Sci, **54**：3157-3165, 2013.

9) 塩谷　浩：老視眼へのコンタクトレンズ処方　白内障術後への対応．図説コンタクトレンズ完全攻略(小玉裕司編)，メディカル葵出版，pp. 182-189，2018．

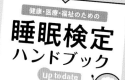

健康・医療・福祉のための

睡眠検定ハンドブック

up to date

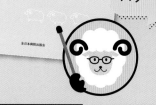

第1版発行から9年
大好評につき
約2倍のボリュームで
up to date 版として
パワーアップ！

監修　日本睡眠教育機構

編著　宮崎総一郎（日本睡眠教育機構理事長中部大学生命健康科学研究所特任教授）
　　　林　光緒（広島大学大学院人間社会科学研究科教授）
　　　田中秀樹（広島国際大学健康科学部心理学科教授）

2022年5月発行　B5判398頁　定価4,950円（4,500円＋税）

睡眠研究の進歩による最新の知見や専門家ならではのコラムも幅広く紹介しています！
睡眠に関心をお持ちの方や医療・福祉現場に携わっておられる方、睡眠について知りたいすべての方々に、今こそご一読いただきたい必携の一冊です。

「睡眠検定」受験に向けて学習しやすい構成！

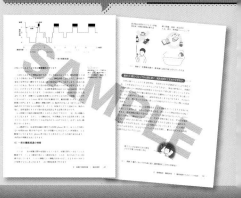

CONTENTS

詳しくはこちら

 全日本病院出版会　〒113-0033 東京都文京区本郷3-16-4　Tel：03-5689-5989
www.zenniti.com　Fax：03-5689-8030

MB OCULI. No. 112：63−68, 2022

特集／年代別・目的別 眼鏡・コンタクトレンズ処方―私はこうしている―

角膜形状異常症例に対する コンタクトレンズ処方

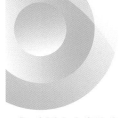

糸井素啓*

Key Words： 角膜不正乱視(irregular astigmatism)，ハードコンタクトレンズ(corneal rigid contact lens)，円錐角膜(keratoconus)，角膜移植(corneal transplantation)，屈折矯正手術(refractive surgery)

Abstract：角膜形状異常症例に対するハードコンタクトレンズ処方は，three-point touch・apical-touch を目標とし，トライアルレンズのベースカーブを選択する際には，角膜形状解析装置を活用し，BFS 値等の角膜全体の形状を反映した形状指数を参考にするのが良い．また，角膜形状異常症例であっても，通常の球面レンズで対応可能な症例が多いため，多段カーブレンズ等の特殊形状レンズは症例を見極めて使用する必要がある．コンタクトレンズ装用に伴う不快感に耐えられない場合や，上皮障害を起こしてハードコンタクトレンズ装用困難に陥る症例には，ソフトコンタクトレンズの上にハードコンタクトレンズを処方するピギーバックレンズシステムが有用である．

はじめに

　角膜は涙液を介して光学的な第一面を形成し，眼球全体の約2/3 の屈折力を有している．そのため，円錐角膜・角膜拡張症等の角膜形状異常症例では，眼鏡では矯正困難な角膜不正乱視を生じ，ハードコンタクトレンズ(HCL)による視力矯正が必要になる可能性がある．角膜形状異常症例は，原因疾患・重症度によって，角膜形状が大きく異なるため，コンタクトレンズ処方が難しいと考えられている．また，角膜形状異常症例はレンズが偏位しやすいため，レンズのズレ・紛失等の処方後のトラブルの頻度が高い．本稿ではさまざまな角膜形状異常症例に共通するコンタクトレンズ処方の基本を紹介し，その後，疾患別に詳細を示す．

角膜形状異常症例に対する CL 処方の基本的考え方

1．Three-point touch, apical-touch を目指す！

　HCL の処方手法として，主に apical-clearance 法，three-point touch 法，apical-touch 法の 3 つが知られている[1]（図 1）．Three-point touch 法，apical-touch 法は不正乱視に対する矯正効果が高く，apical-clearance 法に比較して良好な視力が得やすい．しかし，apical-touch 法は，角膜とレンズが強く接触するため，レンズの刺激による角膜頂点の上皮障害を比較的生じやすい[2,3]．そのため，角膜形状異常症例では three-point touch 法，apical-touch 法を目指し，apical-touch 法で処方を行う場合は，角膜上皮障害を避けるために，レンズの傷・汚れ等のレンズコンディションにも注意を払う必要がある．

* Motohiro ITOI，〒520-0232　大津市真野 5-1-29　琵琶湖大橋病院眼科センター

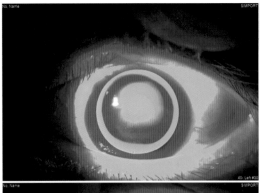
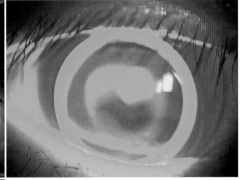
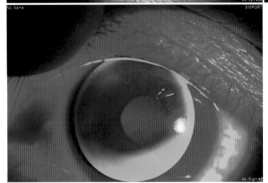

a	b
c	

図 1.
3種類のフルオレセイン染色パターン
　a：角膜傍中心部でレンズを支える apical-
　　clearance 処方
　b：3点（角膜頂点と角膜傍中心部）でレン
　　ズを支える three-point touch 処方
　c：2点（角膜上方と頂点）でレンズを支え
　　る apical-touch 処方

2．ケラト値を参考にベースカーブ（BC）を決定しない！

　ケラト値とは，角膜中央約3mmの形状を反映した値である．角膜形状異常症例では，角膜中央の形状と，レンズが接触する角膜傍中心部の形状の差が大きいことが多いため，ケラト値からレンズのBCを推測するのは困難である．そのため，角膜形状異常眼にHCLを処方する場合，ケラト値を参考にするのではなく，BFS（best fit sphere）値等の，傍中心部-周辺部を含めた角膜形状を反映した値を考慮してBCを選択するのが良い．また，角膜形状解析装置に内蔵されているコンタクトレンズ処方プログラムも非常に有用である．特に，前眼部OCTに内蔵されたコンタクトレンズ処方プログラムは，角膜径4〜9mmをfit zoneとしたBFS値から，直径8.5mm，8.8mm，9.4mmの3種の直径ごとの球面レンズのBCが表示され[4]，円錐角膜眼を含め角膜形状異常眼に対しても精度の高いトライアルレンズ選択が可能である（図2）．

3．角膜形状異常症例＝特殊形状レンズではない！

　円錐角膜や全層角膜移植後等の不正乱視を伴う角膜形状異常症例では，多段カーブレンズ・リバースジオメトリーレンズ等の，特殊形状HCLが有効である[5][6]．しかし，すべての角膜形状異常症例が特殊形状レンズを必要としている訳でなく，球面レンズで対応可能な角膜形状異常症例も多い．また，特殊形状レンズは球面レンズに比較して高額であり，患者の経済的負担は少なくない．特殊形状レンズは，そのメリット・デメリットを考慮し，症例ごとに球面レンズと比較したうえで処方するべきである．

4．ピギーバックレンズシステム（Piggy Back Lens System：PBLS）を活用する！

　PBLSは，視力矯正効果の高いHCLを緩衝材の役割を果たすソフトコンタクトレンズ（SCL）の上に装用させる手法で，角膜への機械的ストレスを軽減し，快適性を高め，角膜上皮へのダメージを軽減することができる[7]（図3）．PBLSは，HCL単独の装用に耐えられない症例に非常に有用であ

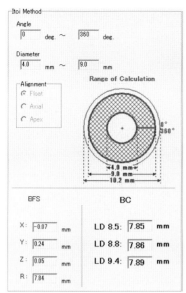

図 2. 前眼部 OCT に内蔵された
BC 選択プログラム
フィットゾーン直径 4〜9 mm の BFS 値
から算出した，トライアルレンズの BC
をレンズ径ごとに表示している．

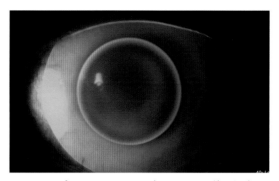

図 3. ピギーバックレンズシステムの前眼写真
SCL の上に HCL を装用している．

り，角膜形状異常症例では重要な選択肢となる．
しかし，PBLS は，レンズの取り扱い・ケアが煩
雑，コストが高い，角膜低酸素の危険性が比較的
高い等のデメリットもある．そのため，PBLS を
使用する際は，1 日使い捨て SCL と高酸素透過性
素材の HCL を用いて十分な酸素供給を促し，レ
ンズの取り扱いを丁寧に指導する必要がある．

円錐角膜とペルーシド角膜辺縁変性

円錐角膜・ペルーシド角膜辺縁変性は，いずれ
も角膜の菲薄化・前方突出をきたし，進行性に角
膜不正乱視を生じる疾患である．ペルーシド角膜
辺縁変性は，突出部位が円錐角膜に比較して角膜
周辺部に位置しているという特徴があるが，類似
点も多く円錐角膜の類縁疾患と考えられており，
HCL の処方手法も似ているため，本稿ではまとめ
て扱う．

円錐角膜・ペルーシド角膜辺縁変性に対して
は，球面，非球面，多段カーブ，周辺トーリック
等，さまざまなデザインのレンズが使用されてい
るが，恐らく最も使用頻度が高いのは多段カーブ
レンズである．多段カーブレンズは，円錐角膜の
角膜形状を模倣し，レンズ中心部の曲率は一定

で，周辺部に行くほど平坦になるように設計され
ており，中等度以上の円錐角膜眼であっても，安
定したレンズの動きと快適な装用が可能となって
いる．一方，レンズ中心部と周辺部の曲率の違い
を実現するために光学径が比較的小さいため，レ
ンズが偏位すると視力が出にくいという欠点もあ
り，症例によって球面レンズと使い分ける必要が
ある．本稿では，円錐角膜・ペルーシド角膜辺縁
変性を，円錐（角膜突出部）の大きさ・位置によっ
て 4 つのタイプ（nipple-cone 型，oval-cone 型，
globus 型，peripheral protrusion 型）に分類[8)9)]（図 4）
し，角膜形状分類別に処方手法を述べる．

Nipple-cone 型の場合，角膜の中心が突出して
いるが，突出範囲が狭く，角膜中心部と傍中心部
の曲率差が少ないため，球面レンズによる apical-
touch 法を第一選択とする．しかし，角膜頂点と
HCL 接触による不快感が強い症例では，多段カー
ブレンズによる three-point touch 法も選択肢と
なる．Oval-cone 型の場合は，重症度に応じてレ
ンズを選択する必要がある．軽度〜中等度の場合
は，球面レンズによる apical-touch 法を第一選択
とするが，レンズ位置が不安定な場合は，多段
カーブレンズによる three-point touch 法を選択
する．重度の oval-cone 型では，多段カーブレン
ズによる three-point touch 法を第一選択とする
が，視力が悪い場合は，球面レンズによる apical-
touch 法を選択する．Globus 型は突出部が非常に
広いため，角膜の中心部と周辺部の曲率差が大き
くなりにくい．そのため，多段カーブレンズでは
なく，球面レンズによる apical-touch 法が最適で
ある．レンズの動きが不安定な場合は，PBLS が

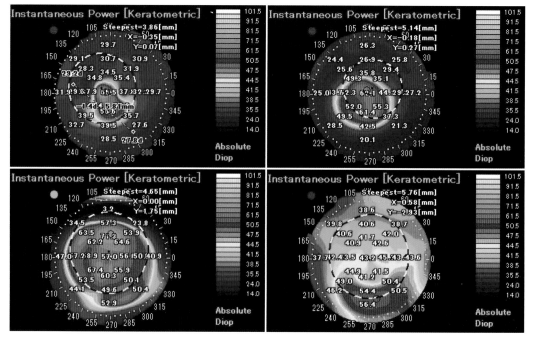

図 4．角膜形状に基づいた分類別，円錐角膜眼の前眼部 OCT 画像
（角膜前面の instantaneous map）

a	b
c	d

　　a：Nipple-cone 型
　　b：Oval-cone 型
　　c：Globus 型
　　d：Peripheral protrusion 型の円錐角膜眼を示している．

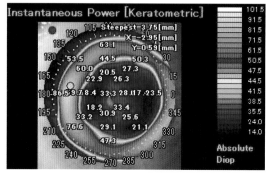

図 5．角膜移植後眼の前眼部 OCT 画像
（角膜前面の instantaneous map）
角膜中央部は屈折力が小さいことを表す
寒色系で示されている．一方，中間周辺
部は，屈折力が高いことを表す暖色系で
輪状に示されている．

選択肢となる．Peripheral protrusion 型はレンズ
が偏位しやすいため，直径が比較的大きい球面レ
ンズ（約 9.5 mm）による apical-touch 法が効果的
である．球面レンズで安定したレンズの動きが得
られない場合，やむを得ず多段カーブレンズを使
用することがあるが，視力を考慮し，できるだけ

光学径の広い多段カーブレンズを選択する．

全層角膜移植後

　全層角膜移植後の角膜形状は術式や術者によっ
て大きく異なるが，角膜不正乱視を伴う場合，
HCL による視力矯正が有効である[10]．移植後は抜
糸の前後で角膜形状が大きく変化する．抜糸前
は，移植接合部で堤防様の段差を形成し，角膜中
央が扁平化傾向を認める（図 5）が，抜糸後は，堤
防様の段差が軽減し，抜糸前に比較して軽度の急
峻化傾向を認める場合が多い．抜糸を待って HCL
を処方するべきかどうかは意見が分かれている
が，抜糸前と抜糸後では，HCL の処方手法は大き
く異なっている．また，角膜移植後は，角膜知覚
の低下や角膜内皮細胞の障害，縫合糸からの感染
を認める場合もあり，HCL の処方後も注意深い観
察が必要である．

1．抜糸前

　前述のように，全層角膜移植後の抜糸前は，移
植接合部の段差形成と角膜中央部の扁平化という

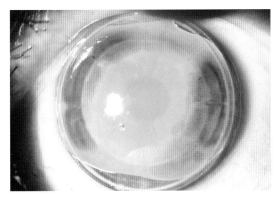

図 6. 角膜移植後眼に対する HCL 処方
角膜中央の扁平化に伴って，分厚いレンズ
下涙液層が形成されている.

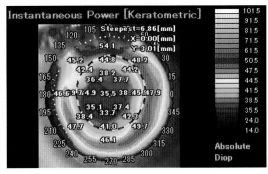

図 7. LASIK 術後眼の前眼部 OCT 画像
（角膜前面の instantaneous map）
角膜中央部は屈折力が小さいことを表す
寒色系で示されている.

特徴を持つ. 移植接合部の段差形成によって，コンタクトレンズが移植接合部で支持される一方で，レンズ周辺部が浮くことにより，センタリングが非常に不安定となりやすい(図6). そのため，9.5〜10 mm 前後の比較的直径が大きな球面レンズを第一選択としている. 直径が大きいレンズは，レンズの光学域が広く，レンズの偏位による視力低下を生じにくい. レンズ径を大きくしても，なおレンズが偏位し視力が不安定な場合は，PBLS も考慮する. また，角膜中央の扁平化が著しい場合，three-point touch 法，apical-touch 法での処方が困難となり，角膜中央の過剰なレンズ下涙液層によって羞明等の"見えにくさ"を訴える場合がある. その場合は，レンズ中央部が周辺部に比較して扁平化している特殊形状レンズが有効である. こういった特殊形状レンズは，移植後の角膜形状を模倣した形状をしており，角膜移植後の扁平化した角膜であっても，安定した視力と快適な装用感を得ることが可能となっている. しかし，移植接合部の段差形成が著しい場合は，涙液交換が不良となりやすいため，瞬目時の涙液動態に十分に注意する必要がある.

2．抜糸後

抜糸後は，移植接合部の段差が軽減し，抜糸前に比較して軽度の急峻化を認める. 急峻化した結果，正常眼の形状に近づいた場合，コンタクトレンズ処方は容易だが，眼鏡で矯正可能であり，そもそもコンタクトレンズ装用を必要としなくなる可能性が高い. しかし，正常眼を超えて急峻化し

た場合は，円錐角膜眼と同様に，突出部位の大きさと位置に応じて，HCL を処方する.

屈折矯正手術後

エキシマレーザーの出現以降，屈折矯正手術の精度が向上しているが，過矯正・低矯正だけでなく，不正乱視によってコンタクトレンズ装用が必要となる症例は存在する[11]. しかし，そもそもコンタクトレンズ・眼鏡から開放されることを目的として手術を行っているため，術後コンタクトレンズが必要になることに患者自身が納得していない場合が多く，満足感を持ってコンタクトレンズを装用していただくのは非常に難しい. そのため，不正乱視を伴わない過矯正・低矯正に対しては装用感に優れた SCL，不正乱視を伴う場合は矯正効果の高い HCL を第一選択としている. 不正乱視を伴う場合，radial keratotomy(RK)，photorefractive keratectomy(PRK)，laser in situ keratomileusis(LASIK)，intra corneal ring segment(ICRs)のいずれもの場合であっても，角膜中央部の平坦化および周辺部の急峻化を認める(図7)ため，センタリング不良を生じやすい. 角膜移植後の抜糸前と同様に，直径の大きな球面レンズを第一選択(図8)とし，PBLS の併用やレンズ中央部が周辺部に比較して扁平化している特殊形状レンズを必要に応じて選択する. しかし，角膜中央が著明に扁平化した場合，上記の手法を合わせても，良好な視力と安定した装用感を実現するのは非常に難しい. さらに，上述のように，コン

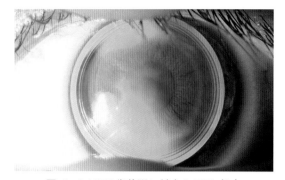

図 8. LASIK 術後眼に対する HCL 処方
角膜中央の扁平化に伴って，広範囲にレンズ
下涙液層が形成されている．

タクトレンズに対して抵抗感を持つ症例に対して
HCL を処方するのは難しいため，筆者はすべての
角膜形状異常症例のなかで最も難渋するのが屈折
矯正手術後だと思っている．屈折矯正術後の HCL
処方は，患者が納得した状態で行われることが絶
対条件であり，処方前に，執刀医が患者に丁寧な
説明と術後ケアが行うことが必須と考えている．

文　献

1）Leung KK：RGP fitting philosophies for kerato-
conus. Clin Exp Optom, **82**：230-235, 1999.
　Summary　円錐角膜眼を対象に，3 種類の処方手
法について，メリット・デメリットなどの基本的
事項を解説した英語論文．
2）Hom MM：Another perspective on keratoconus
contact lens fitting. J Am Optom Assoc, **57**：
886-888, 1986.
3）Mannis MJ, Zadnik K：Contact lens fitting in
keratoconus. CLAO J, **15**：282-289, 1989.
4）Itoi M, Ueda E, Fukazawa H, et al：Base Curve
Selection Program of Diagnostic lens of Hard
Contact Lens Using Anterior Segment Optical
Coherence Tomography. J Jpn CL Soc, **55**：2-6,
2013.
　Summary　前眼部 OCT に内蔵されている HCL
の選択プログラムについて解説した論文．
5）Lee JL, Kim MK：Clinical performance and fit-
ting characteristics with a multicurve lens for
keratoconus. Eye Contact Lens, **30**(1)：20-24,
2004.
6）Hu CY, Tung HC：Managing keratoconus with
reverse-geometry and dual-geometry contact
lenses：a case report. Eye Contact Lens, **34**(1)：
71-75, 2008.
7）O'Donnell C, Maldonado-Codina C：A hyper-Dk
piggyback contact lens system for keratoconus.
Eye Contact Lens, **30**：44-48, 2004.
8）Szczotka LB, Thomas J：Comparison of axial and
instantaneous videokeratographic data in kera-
toconus and utility in contact lens curvature
prediction. CLAO J, **24**：22-28, 1998.
9）Lee BW, Jurkunus UV, Harissi-Dagher M, et
al：Ectatic disorders associated with a claw-
shaped pattern on corneal topography. Am J
Ophthalmol, **144**：154-156, 2007.
10）Szczotka LB, Lindsay RG：Contact lens fitting
following corneal graft surgery. Clin Exp
Optom, **86**(4)：244-249, 2003.
11）Steele C, Davidson J：Contact lens fitting post-
laser-in situ keratomileusis(LASIK). Cont Lens
Anterior Eye, **30**(2)：84-93, 2007.
　Summary　LASIK 術後眼に対する CL 処方につい
て，SCL・HCL のみならず，ハイブリッドレン
ズ・強膜レンズについてもまとめている英国のレ
ビュー．

MB OCULI. No. 112：69-78, 2022

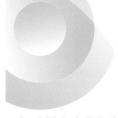

特集／年代別・目的別 眼鏡・コンタクトレンズ処方―私はこうしている―

ロービジョン者への眼鏡と
その処方

斉之平真弓*

Key Words： ロービジョン(low vision)，視覚補助具(low vision aid)，Japanese version of Minnesota Reading Acuity Chart：MNREAD-J，拡大鏡(magnifying lens)，遮光眼鏡(absorptive glasses, filter glasses)

Abstract：近年，ロービジョン者への眼鏡はハイパワープラスレンズや遮光眼鏡，暗所視支援眼鏡，artificial intelligence(AI)型視覚支援眼鏡等，さまざまなバリエーションがある．拡大鏡や拡大読書器等の代表的な視覚補助具を使用する際にも適切な屈折矯正眼鏡が必要になる．障害者総合支援法に規定されている「補装具」としての眼鏡は矯正眼鏡，遮光眼鏡，コンタクトレンズ，弱視眼鏡の4種類を示す．

はじめに

ロービジョン者の最も多いニーズは読字である[1~3]．新聞や雑誌の内容だけでなく，賞味期限や薬品名，通帳の残高等，読字から得られる情報は quality of life(QOL)に直結する．また，就労においても能率良く読字ができることは業務継続の条件である[4]．読字に有用な補助具である拡大鏡（ルーペ）や拡大読書器は，基本的に矯正眼鏡下で使用しなければならない．つまり，ロービジョン者にとって最初に必要な視覚補助具は眼鏡である．特にロービジョン者は見ることをあきらめ，以前に作成した度の合っていない眼鏡の所有や眼鏡さえ所有していないケースも多くみられる．ここでは，ロービジョン者のさまざまな眼鏡とその処方について解説する．

ロービジョン者の屈折矯正と近用眼鏡処方

基本的には他覚的屈折検査の値を参照し，レン

ズ交換を行いながら自覚的に最適な屈折矯正値を求め完全矯正を行う．ロービジョン者の場合，自覚屈折検査が±0.5Diopter(D)の差がわからないこともあり，その場合は差のわかりやすい±1.0 Dや±2.0 D，あるいはそれ以上のレンズで自覚的な見え方を確認する．乱視の補正は補助具では矯正できないため，軽度の乱視以外は乱視矯正を実施する[5]．視野狭窄や中心暗点等の視野異常があるケースでは，視力検査のときに指標が視野から外れる場合があるので，患者に顔を動かしてもらうか検者が指標を動かし確認をしながら視力測定を行う．近距離単独指標は自分の見える視野領域に視標を合わせられるため，ロービジョン者の近距離視力検査に有用である(図1)．潜伏眼振のあるケースでは，両眼開放で視力検査を実施する．

ルーペや拡大読書器の使用時には眼鏡の併用が必要である．ロービジョン者は一般的な近距離30 cm での近用眼鏡では読字できないことも多いため，作業目的や作業距離で度数を決める必要がある[6]．例えば，楽譜を眼前 20 cm で見るのであれば，楽譜を見る距離での適切な眼鏡処方を行う．作業目的，作業距離に応じて数個の眼鏡の使い分

* Mayumi SAINOHIRA，〒890-8520 鹿児島市桜ケ丘 8-35-1 鹿児島大学医学部眼科学教室，非常勤講師

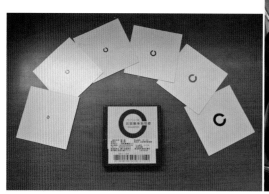
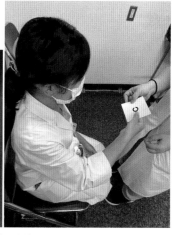

図 1. 近距離単独指標（半田屋）
最も見やすい位置に指標を持ち，視力検査が可能

けが必要な場合がある．視野障害を伴うケースでは，遠近累進屈折力レンズでは有効領域と保有視機能領域が一致しない場合がある．また，累進屈折眼鏡よりも単焦点眼鏡のほうが鮮明な像を得られることから，ロービジョン者には単焦点眼鏡が勧められる．眼鏡処方の際は必ず眼位検査も実施し，複視がなくても眼精疲労がある場合はプリズム加入を考慮する．裸眼視力と屈折視力に差がない場合でも，屈折矯正によりわずかでも見やすくなれば積極的に眼鏡処方を実施する．

読書の評価

視力が良好でも，求心性視野狭窄や中心 10° 以内に暗点が存在する場合，円滑な読書が困難である[7]．また，矯正視力 0.1 以下でも補助具の活用で，スムースに読書できる例もある[8]．読書の評価には視力以外の評価法が必要で，日本では読書用評価チャート（Japanese version of Minnesota Reading Acuity Chart：MNREAD-J）が有用である．MNREAD-J はミネソタ大学ロービジョン研究室で開発された読書チャートを日本語版にしたものである[3)9)10]．ロービジョン患者の読書能力を計測でき，補助具処方の目安にできる．臨界文字サイズ（ベストの速度で読むことのできる最小の文字サイズ），最大読書速度（臨界文字サイズ以上の時の平均読書速度），読書視力（何とか読むことのできる最小の文字サイズ）の 3 つの読書パラメーターを評価できる．補助具処方においては，

視力を基準に倍率を決定する方法よりも，MNREAD-J により臨界文字サイズを基準に決定する方法のほうが正確であると報告されている[9]．2021 年に MNREAD-J の iPad® アプリケーション（以下，MNREAD-J アプリ）が開発された（図 2）．

ハイパワープラスレンズ

ハイパワープラスレンズはハイパワープラス眼鏡，接近視用眼鏡，至近距離用眼鏡，強度の凹レンズ眼鏡，過矯正近用眼鏡，眼鏡型ルーペ，眼鏡型拡大鏡とも名称されている．視力と視距離（目と対象物の距離）は反比例の関係であり，視距離が半分になれば，網膜上の像は 2 倍に拡大される．ハイパワープラスレンズは外見上，普通の眼鏡で本やメニュー等を両手で持つことができるのが利点である．しかし，視距離が短くなると作業範囲が狭くなり，度数が上がるほど眼鏡が重くなるため，長時間装用が難しいことが欠点である．また +6.00 D 以上を加入する場合は輻湊を補助する目的で base in プリズムの付加が必要になる（表 1）．

既製品のハイパワープラスレンズとして，ノーヴェスシリーズ（エッシェンバッハ光学ジャパン）が販売されている．ノーヴェス・モノは片眼用で +10.00 D～ +12.00 D までがあり，ノーヴェス・ビノは両眼用で輻湊不足を補う base in のプリズムが組み込まれている． +10.00 D のレンズ

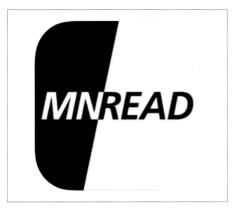

図 2. MNREAD-J の iPad® アプリケーション

14 の文字サイズ，白地に黒文字または黒地に白文字の表示が可能，10 か国語に対応

表 1. プラスレンズ度数と付加プリズム度数

プラスレンズ度数（D）	付加プリズム度数（⊿）
＋6.0	8
＋8.0	10
＋10.0	12
＋12.0	14

例）完全矯正レンズに＋6.0 D を加入する場合，両眼に 8 D の base in プリズムを付加する．

D：Diopter

（文献 5 より改変）

ノーヴェス・モノ（単眼用）

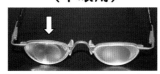

独自の回折構成精密レンズ（白矢印）

倍率	D	作業距離
3	12	83mm
4	16	65mm
5	20	50mm
6	24	41mm

一般の10Dレンズ

ノーヴェス・ビノ（両眼用）

倍率	D / Prism	作業距離
1	4/5⊿	250mm
1.25	5/6⊿	200mm
1.5	6/7⊿	165mm
2	8/9⊿	125mm
2.5	10/11⊿	100mm

D:Diopter

ノーヴェス・ビノの10Dレンズ
レンズ厚 4〜4.5mm、重さ18〜20g

図 3. ノーヴェスシリーズ（エッシェンバッハ光学ジャパン）

の厚みは約 4.5 mm で重さは 20 g と軽く，比較的長時間の読書も可能である（図 3）．ハイパワープラスレンズは，「矯正眼鏡」や「弱視眼鏡」で補装具として申請できる．

MNREAD-J アプリを用いたハイパワープラスレンズの度数計算法

モデル症例：本（文字サイズ：9point（pt））を読みたい．

①iPad® を書見台等に置き，検査距離（この症例では 30 cm，ロービジョン者は 20〜40 cm）で固定する（図 4）．

②屈折異常があれば，検査距離に合わせた近用眼鏡を装用する．

③設定で，視力の単位「logMAR」または「Decimal」，大きさの単位を「Point」にする．

④最初の画面で，患者 ID を入力し，視距離を 30 cm に設定する．

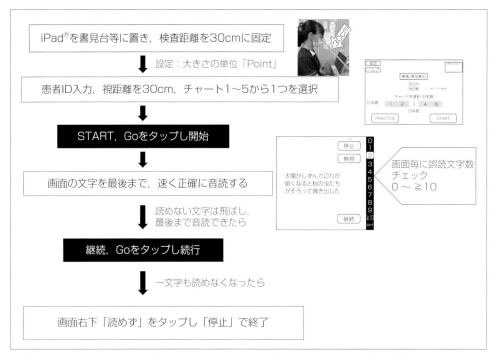

図 4. MNREAD-J の iPad® アプリケーションの手順フローチャート（検査距離 30 cm の例）

⑤「PRACTICE」チャートで，少し練習してもらっても良い．

⑥チャート 1〜5 から，1 つを選択する．

⑦「START」，次に「GO」をタップし開始する．
　　文章が画面に表示されたら，できるだけ速く正確に音読してもらう．最後まで音読できたら，「継続」「GO」をタップして音読を続ける．画面ごとに誤読文字数（右端表示の 0〜≧10）をチェックする．読めない文字があれば飛ばして音読しても良い．

⑧一文字も読めなくなった画面で，右下の「読めず」をタップし「停止」で終了となる．

⑨臨界文字サイズと読書速度が自動的にグラフで表示される．この症例では，臨界文字サイズは 27pt サイズであった（図 5）．

ステップ 1：必要倍率の求め方（検査距離 30 cm の場合）

　＊臨界文字サイズ ÷ 読みたい文字サイズ（今回は 9pt）＝ 必要倍率

　　27 ÷ 9 ＝ 3

　視距離 30 cm では，3 倍の必要倍率（3 倍の拡大）が必要である．

ステップ 2：等価視距離の求め方

　拡大のために適した距離を「等価視距離」という

　＊検査距離（cm）÷ 必要倍率 ＝ 等価視距離（cm）

　　30（cm）÷ 3（倍）＝ 10（cm）

　本から 10 cm が拡大のために適した距離になる．

ステップ 3：等価屈折力の求め方

　等価視距離で見るために必要な屈折力を「等価屈折力」という．

　＊100 ÷ 等価視距離（cm）＝ 等価屈折力（D）

　　100 ÷ 10 cm ＝ 10.00 D

　ハイパワープラスレンズの度数は 10.00 D となる．

　以上より，この症例では 9pt の本の文字を見るためには，本からの距離は 10 cm で，完全矯正眼鏡に ＋10.00 D を加入したハイパワーレンズで読書が可能になる．ただし，前述のように両眼のレンズ度数が ＋6 D 以上になると輻湊が困難になるため，＋10.00 D を加入する場合はプリズムを考慮するか，優位眼だけでの加入，または既製品の選択でも良い．処方箋には片眼のバランスを考えたレンズ「バランスレンズ」と追記しておくと，眼鏡店で重さを考慮して作成してもらうことができ

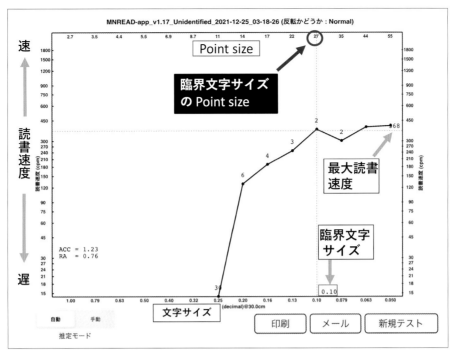

図 5. モデル症例. MNREAD-J の iPad® アプリケーション結果

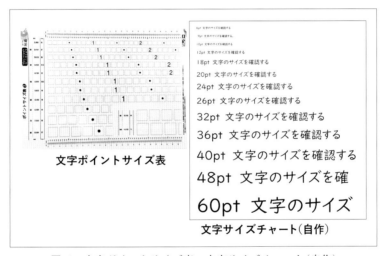

図 6. 文字ポイントサイズ表・文字サイズチャート（自作）

る．読む対象物が新聞の場合は，MNREAD-J アプリの設定で大きさの単位を「M」にしても良い．結果で得られた M size が新聞を読むために必要な倍率になる．例えば M size が 4.0 であった場合，新聞を読むためには 4 倍の拡大が必要であり，等価視距離，等価屈折力の求め方は前述と同様である．今回は読みたい素材の文字サイズが 9pt とわかっていたが，文字サイズが不明の場合はポイントサイズ表や自作で文字サイズがわかるチャートを作成しておくと便利である（図 6）.

MNREAD-J アプリを用いたルーペの選択法

手持ちルーペは目に接近させて使用する方法とルーペを焦点距離で固定し，ルーペから目を離して使用する方法がある．ここでは前者の方法を解説する．MNREAD-J アプリ結果から求めた等価視距離は 10 cm，等価屈折力は ＋10.00 D であった．つまり，本とルーペの距離は 10 cm で，正視（完全矯正）で使用するルーペの度数は 10 D となる．ルーペの倍率表示は各メーカーにより異なる

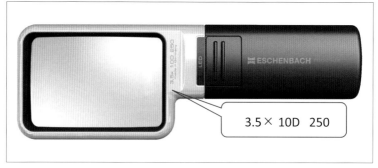

図 7. 10 D の手持ちルーペ
（エッシェンバッハ光学ジャパン）

ため，ルーペ上の diopter（D）表記を参考に選択する（図7）.

　未矯正の近視（近用眼鏡を使う場合も同じ）がある場合は，等価屈折力から未矯正値を付加する. 例えば−3 D の近視（未矯正）があれば 10.00 D−3.00 D＝＋7.00 D から，ルーペは 7.00 D を選択する. 遠視の未矯正がある場合は，等価屈折力に未矯正分を足した値を付加する. 例えば＋3 D の遠視（未矯正）があれば 10.00 D＋3.00 D＝＋13.00 D から，ルーペは 13.00 D を選択する. 眼鏡とルーペを併用する場合，未矯正の近視があるとルーペから目を離すほど拡大率は下がり，未矯正の遠視があるとルーペから目を離すほど拡大効果は上がるが視界は狭くなる[11][12]. 以上のことを念頭に置いて使いやすいルーペを選択することが重要である.

遮光眼鏡

　網膜色素変性，緑内障，視神経炎，角膜疾患等，ロービジョンの原因疾患の多くに羞明症状がある[13]. また，ロービジョン者の見えにくさの原因は羞明やグレア，コントラストの低下，順応の低下といわれている[14]. 遮光眼鏡は網膜光傷害の原因となる 400〜500 nm の波長を選択的にカットすることで，散乱を抑制し，見る対象物のコントラストを上げ羞明を防ぐ. 晴天時の屋外だけでなく，室内でのテレビやパソコン画面の羞明にも有効である. 先天性疾患や慢性緩徐進行性疾患では羞明に気づかないロービジョン者も多く，「天気

の良い日は信号の色がわかりにくくないか」「手をかざしたほうが見やすくないか」「テレビやパソコンの画面のちらつきはないか」等，日常生活に関連した具体的な質問をし，羞明の有無を聞き出すことが重要である. 各社から遮光眼鏡のトライアルキットが販売されていて，必ず羞明を感じる状況で遮光眼鏡のカラーを選定する必要がある（図8）.

　国立障害者リハビリテーションセンターで，視覚障害用補装具適合判定医師研修会および視能訓練士ロービジョンケア研修会で実施している，遮光眼鏡の選定手順を掲載する（図9）. 遮光眼鏡の種類は，①前掛け式，②眼鏡式，③オーバーグラス式（眼鏡の上から装用可能だが，度の加入は不可）があり，場面や用途に応じて選択していく（図10）.

　遮光眼鏡は身体障害者手帳の取得者，「指定難病」または障害者総合支援法による「難病」では，「補装具」として給付を受けることができる. ただし，身体障害者基準と同等の障害を有していることが条件であり，原則的には給付の可否判定は自治体の判断となる. また，身体障害者手帳「視野障害」のみにおいては，矯正度数「6 D 未満」までは矯正遮光眼鏡を支給できるとされているが，遮光眼鏡のフレームのみを補助の対象とし，加入度数費を自己負担としている自治体もある. その場合は申請に 2 枚の見積もり書（矯正機能を付加した眼鏡の見積もり書と付加しない眼鏡の見積もり書）が必要になる. ロービジョン者を何度も見積もりに行かせる手間がないように，地域の福祉サービスを把握しておく必要がある.

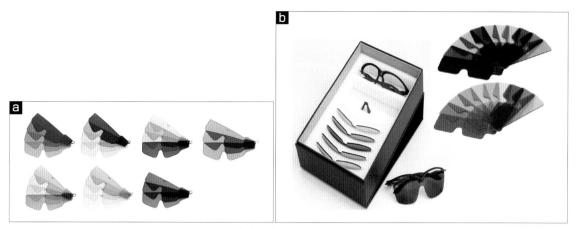

図 8. 遮光眼鏡. トライアルキット
a：東海光学　　　b：HOYA ビジョンケアカンパニー

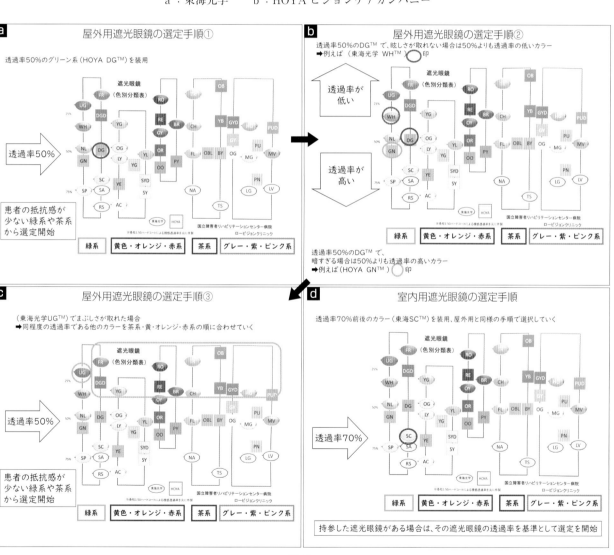

図 9.
a～c：屋外用遮光眼鏡の選定手順　　d：室内用遮光眼鏡の選定手順
（国立障害リハビリテーションセンター　視覚障害者用補装具適合判定医師研修会および
視能訓練士ロービジョンケア研修会で使用）

遮光眼鏡の種類　フレーム形状により、前方・上方・側方向の光を遮断できる

前掛け式遮光眼鏡

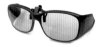

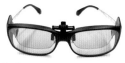

C-Clip By STG(covered clip)
（東海光学）

眼鏡式遮光眼鏡

VERGIINE by STG
（東海光学）

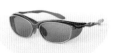

レチネックスグラス
（HOYAビジョンケアカンパニー）

オーバーグラス式
遮光眼鏡

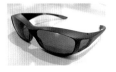

Viewnal by STG
（東海光学）

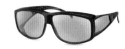

ウエルネスプロテクト
（エッシェンバッハ）

図 10. 遮光眼鏡の種類

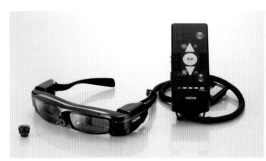
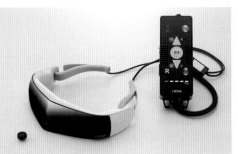

図 11. 暗所視支援眼鏡. HOYA MW10 HiKARI
眼鏡とはめ込みレンズは5色のカラーバリエーション
カメラ120万画素，眼鏡部 横20 cm×縦19.5 cm，眼鏡重さ132 g，付属ユニット
（コントローラー）350 g，連続使用時間4時間，バッテリー3時間充電

暗所視支援眼鏡（HOYA MW10 HiKARI・ひかり）

　夜盲や視野狭窄のある患者において，暗所や夜間環境下でのわずかな光を増幅させ，見え方を向上させる眼鏡である．標準レンズ（27倍）と広角レンズ（142倍）があり，状況により変更できる．120万画素の低照度高感度カメラを搭載し，0.6ルクス（月明り）程度の照度であれば，撮影画像を眼前（フロントレンズ内側）のディスプレイに投影しカ

ラーで見ることができる．眼鏡フレームは2つのデザインがあり，画面表示により，拡大率，明るさ等の調整が可能である．現在，日常生活用具として取り扱う自治体も増えてきている（図11，12）．

AI 型視覚支援眼鏡

　エンジェルアイスマートリーダーやオーカムマイアイ2はロービジョン者のためのAI型視覚支援眼鏡として活用できる．どちらも眼鏡のテンプ

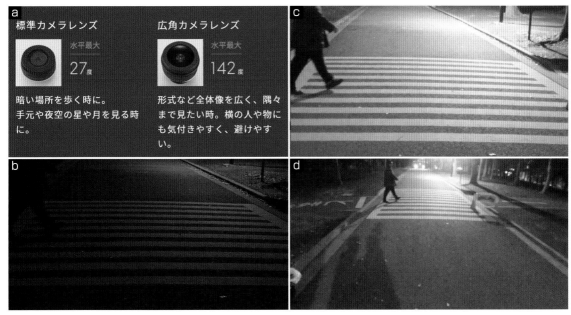

図 12. 暗所視支援眼鏡. HOYA MW10 HiKARI　見え方
　　　　a：概要
　　　　b：市販のカメラ像
　　　　c：MW10. 標準レンズ像
　　　　d：MW10. 広角レンズ像

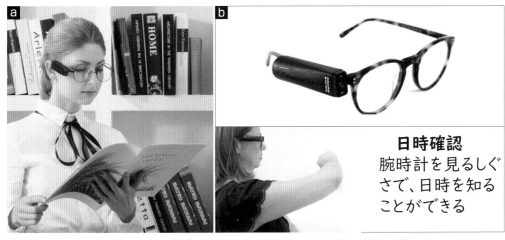

図 13. AI 型視覚支援眼鏡(株式会社システムギアビジョン)
a：エンジェルアイスマートリーダー. 音声ガイダンスにより文章範囲に誘導し, 自動
　で読上げ可能. 大きさ横 2.6×縦 7.0 cm, 重量 30 g, 充電時間 60 分, 連続使用時間
　90 分
b：オーカムマイアイ 2. 文字の読み上げ, 顔の認識, 物の認識, 紙幣の認識, 色の認
　識, 日時確認が可能. 大きさ横 2.1×縦 7.6 cm, 重量 22.5 g, 充電時間 40 分, 連続使
　用時間 2 時間

ルに装着し, 前者は内蔵の小型カメラで撮影した
文章を読み上げることができる. 後者は, 指を差
した箇所の文字を読み上げたり, 服の色, 目の前
の人の顔認識ができる. また, 腕時計をしていな
くても, 腕時計を見るしぐさをすると, 日時を知
ることができる(図 13).

おわりに

　ロービジョン者の QOL は文字情報を得ることにより，飛躍的に向上する．今後，さまざまな視覚支援機器が開発されたとしても，最初に処方する視覚補助具は眼鏡であることを忘れてはならない．

謝　辞

　視覚障害者用補装具適合判定医師研修会および視能訓練士ロービジョンケア研修会での遮光眼鏡の選定手順を快く提供して下さった，国立障害者リハビリテーションセンターの三輪まり枝先生に深謝致します．

文　献

1) 横田　聡：ロービジョンの原因となる眼疾患の治療戦略とロービジョンケア　緑内障および他の神経疾患．薬局，**72**(6)：2419-2422，2021.
2) 斉之平真弓，大久保明子，坂本泰二：鹿児島大学附属病院ロービジョン外来における原因疾患別のニーズと光学的補助具．眼科臨床紀要，**5**(5)：429-432，2012.
3) 米澤博文，栗本　康，黒川　徹ほか：ロービジョンエイド処方のための残存視機能評価方法の検討．臨床眼科，**54**(6)：1095-1098，2000.
4) 三輪まり枝，林　弘美，管野和子ほか：正常者の読み速度について-ロービジョン者との比較において．日視能訓練士会誌，**26**：263-267，1998.
5) 阿曽沼早苗：ロービジョンの眼鏡処方．眼科プラクティス 14 ロービジョンケアガイド(樋田哲夫編)．文光堂，pp.24-27，2007.
6) 守本典子：ロービジョンと眼鏡処方．MB OCULI，**23**：60-69，2015.
7) 藤田京子，安田典子，小田浩一ほか：緑内障による中心視野障害と読書成績．日眼会誌，**110**(11)：914-918，2006.
8) 斉之平真弓：拡大読書器の選定と指導について．MB OCULI，**15**：19-27，2014.
   Summary　拡大読書器の選定基準や指導法が記載されている．
9) 小田浩一：読書視力．専門医のための眼科診療クオリファイ 26(山本修一編)．中山書店，pp.29-33，2010.
10) 中村仁美，小田浩一，藤田京子ほか：湯澤美都子：MNREAD-J を用いた加齢黄斑変性患者に対するロービジョンエイドの処方．日視能訓練士会誌，**28**：253-261，2000.
11) 山口正和：第 5 回拡大の考えを理解しよう　マンガでわかる！できる！ロービジョンケア．眼科ケア，**23**(8)：65-73，2021.
    Summary　拡大に必要な「等価視距離」や「等価屈折力」をマンガで理解できる．
12) 山口正和：第 6 回拡大鏡の選び方と使い方を理解しよう　マンガでわかる！できる！ロービジョンケア．眼科ケア，**23**(9)：71-79，2021.
13) 江口万佑子：第 10 回まぶしさへの対応　マンガでわかる！できる！ロービジョンケア．眼科ケア，**24**(1)：73-80，2022.
    Summary　ロービジョン患者へのまぶしさの対応が総合的に掲載されている．
14) 阿曽沼早苗，不二門　尚：遮光眼鏡とロービジョン．あたらしい眼科，**24**：1179-1186，2007.

MB OCULI. No. 112 : 79−86, 2022

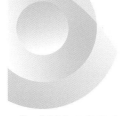

特集／年代別・目的別 眼鏡・コンタクトレンズ処方―私はこうしている―

眼鏡レンズの機能と選択

OCULISTA

金澤正継*

Key Words : 眼鏡レンズ(spectacle lens)，単焦点レンズ(mono focal lens)，多焦点レンズ(multifocal lens)，補装具(assistive device)，補装具費支給制度(the grant system of assistive device expenses)

Abstract : テレワークの増加やコロナ禍による緊急事態宣言，それに伴う外出規制等もあり，生活スタイルはこの1〜2年で急激に変化している．眼鏡レンズも眼鏡作製希望者のニーズに合わせてさまざまな設計が考えられているが，その機能・性能は多岐にわたり，選択の幅が広がると同時に複雑化している部分もある．本稿では，眼鏡作製希望者が眼鏡レンズを選択するにあたり必要と思われる基本情報を，素材，設計，レンズ設計と収差補正，各種カラーレンズに分けて紹介した．

また，補装具としての眼鏡について，その特徴と補装具費支給制度を踏まえて解説した．各種補装具のカテゴリーや障害の分類による申請の可否，申請の上限額についてもまとめた．

はじめに

テレワークの増加やコロナ禍による緊急事態宣言，それに伴う外出規制等もあり，生活スタイルはこの1〜2年で急激に変化している．眼鏡レンズも眼鏡作製希望者のニーズに合わせてさまざまな設計が考えられているが，その機能・性能は多岐にわたり，選択の幅が広がると同時に複雑化している部分もある．このような背景から，眼鏡作製希望者が眼鏡レンズを選択するにあたり必要と思われる基本情報を，素材，設計，レンズ設計と収差補正，各種カラーレンズに分けて紹介した．

また，補装具としての眼鏡について補装具費支給制度を踏まえて解説した．視力障害または視野障害という視覚障害者手帳の分類によって，各種補装具の申請可否や上限額の違い等を確認する一助になれば幸いである．

* Masatsugu KANAZAWA, 〒160−0004　東京都新宿区四谷 1-8　株式会社朝倉メガネ　ロービジョン・ケア推進室

眼鏡レンズの素材

1．素　材

眼鏡レンズの主流は，ガラス素材とプラスチック素材の2種類である．約30年以上前のスタンダードはガラス素材であったが，1990年代にプラスチック素材のシェアが優勢となり，現在では使用者の90%以上がプラスチック素材を使用している．その理由として軽量で割れにくいという安全面に加え，カラー染色等，加工のしやすさが挙げられる．ただし，ガラス素材には透明度および耐熱性においてプラスチック素材より優れた点を有している．

2．屈折率

屈折率とは光が媒質(例：水やレンズ等)に入射する際の入射角と屈折角との比によって求められるパラメータである(スネル(Snell)の法則)[1]．屈折率が高いレンズであればレンズ厚は薄くなる．また，基本的には薄くなる分だけより軽いレンズとなることが多い．一般的にプラスチック素材で

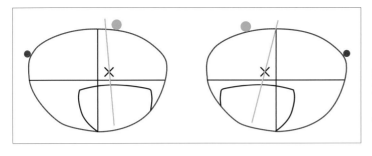

図 1.
二重焦点レンズの設計図
×がアイポイントを，下方の小窓が近用
領域を示す．

は 1.74 まで，ガラス素材では 1.90 までの屈折率
があり，ガラス素材のほうがより高い屈折率に対
応できるが，ガラス素材はプラスチック素材に比
して比重が重いため，薄くする利点はあるものの
軽量化のメリットはない．一方，屈折率の高いレ
ンズは反射率が高くなり，アッベ（Abbe）数が低
くなる．反射率とは眼鏡レンズに光が入射する
際，入射せずに反射する光の割合のことで，屈折
率を n とすると以下の式から求められる．

$$反射率（\%）=\frac{(n-1)^2}{(n+1)^2}\times100$$

　反射率が高い場合，光の損失によって見え方に
影響すると考えられるが，その対策として反射防
止コートにより反射の割合を軽減できるため，反
射率のデメリットはあまり考慮する必要がなく
なっている．また，アッベ数が低いレンズは色収
差が多くなるが，眼鏡レンズで色収差の影響と考
えられる不具合は稀である．

多焦点レンズの設計

1．二重焦点レンズ

　多焦点レンズには主に累進屈折力レンズと二重
焦点レンズの 2 種類がある．二重焦点レンズは，
累進屈折力レンズと比較して加入度数の位置が小
窓という形でわかりやすい特徴を有するが（図1），
多焦点レンズのシェアのうち 1 割に満たない．

2．累進屈折力レンズ

　累進屈折力レンズには遠近両用，中近両用，
近々両用の 3 種類がある．選定の目安は外出や車
の運転を含めて希望があれば遠近両用を，屋内限
定でデスクワークを中心に行う場合は中近両用
を，あくまでリーディンググラス（いわゆる老眼
鏡）の延長線上でデスクワークの範囲内の距離の
幅を広げたい場合は近々両用を選択する．それぞ

れの設計を図 2 に示す．

　遠近両用は遠用アイポイントより下方に累進帯
がくるように設計され，累進帯長は主に 11～14
mm のなかから選べる．遠用領域は遠方が明視し
やすい領域であり，下方へ移るに従って加入度数
が徐々に強くなるように設計されている．累進帯
が長ければ，加入度数の入る勾配は緩やかなため
違和感は生じにくいが，その分だけ視線を下方へ
向けないと近方領域に視線が届かず，近方視が難
しくなる．逆に累進帯が短ければ，遠方と近方と
の視線の移動が容易になるものの，加入度数の入
る勾配が急になるため，違和感が生じやすくな
る．この点は個人差もあるが，常用するのか，会
議中やデスクワーク時のみに使用が限られるか等
の使用条件によっても装用感が変わってくる．

　中近両用はアイポイントの位置で加入度数が入
るようになっており，そのため正面視でも近方が
見えやすくなるように工夫されている．累進帯長
は主に 18～24 mm のうちから選ぶレンズが多く，
累進帯長によってアイポイント上で加入度数が入
る割合も約 20～40% と変化する．例えば加入度数
が +2.50 D の場合，20% の中近両用を選定すれば
0.50 D の加入度数が，40% の中近両用を選定すれ
ば 1.00 D の加入度数が，アイポイント上でそれ
ぞれ入るような設計となる．傾向としては，累進
帯長が短いほど加入度数が入る割合が少ないため
遠方重視設計となり，累進帯長が長いほど加入度
数の入る割合が多く近方重視設計となる．ただ
し，累進帯長とアイポイント上で加入度数の入る
割合を個別に選択できるレンズもあり，メーカー
やレンズの種類によっても設計が異なるため，希
望のレンズにどのような選択肢があるのか，確認
すると良い．

　遠近両用および中近両用が遠用度数にプラス加

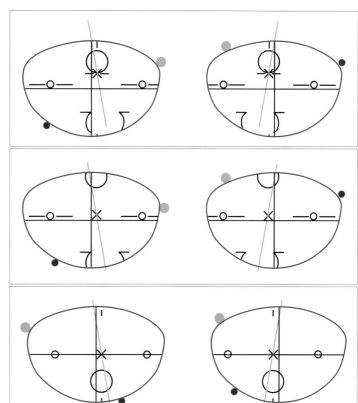

図 2.
各種累進屈折力レンズの設計図
上部の○が遠用領域を，×がアイポイントを，下部の○が近用領域を示し，上下の○との距離が累進帯を示す.
- a：遠近両用レンズは遠用領域とアイポイントの位置がほぼ一致するよう設計されている.
- b：中近両用レンズは遠用領域がアイポイントの上方へ押し上げられることで，アイポイントの位置で加入度数が入るように設計されている.
- c：近々両用レンズは遠用領域が存在せず，近用度数を基準にマイナス加入度数分だけ焦点距離を広くできるように設計されている.

入度数で設計を決めるのに対し，近々両用は近用度数にマイナス加入度数を付け足すよう設計されている．そのため，近々両用は近用度数を基準として，その近用度数の焦点距離からマイナス加入度数の分だけ焦点距離を広くするレンズである．マイナス加入度数で選択できる範囲はメーカーによって異なるが，2種類（−1.00 D もしくは −1.50 D）程度で，自由度は累進屈折力レンズのなかで一番低い．また，遠用 PD（pupillary distance）ではなく近用 PD を基準として設計されていることに注意する必要がある．

　各種累進屈折力レンズの選定ポイントの一例として，近年増加しているデスクワークで使用する場合を考えてみる．遠近両用レンズは正面視において加入度数が入らないため，パソコンのディスプレイが視線と同じ高さにあるのか，低い位置にあるのかによって使用感が異なってくる．視線と同じ高さにディスプレイがある場合，正面視の条件で加入度数が入らないため，遠近両用レンズの特性を活かせていないことになる．この場合，中

近両用レンズもしくは近々両用レンズが適応となる．中近両用レンズと近々両用レンズとの選定の目安は，中近両用が遠用領域を有するのに対し，近々両用には遠用領域が存在しないため，視線の移動では遠方が見えない設計となっている点にある．

3．レンズ設計と収差補正

　ザイデル（Seidel）の単色収差をもとに眼鏡レンズの光学設計を考えてみる[2]．単色収差には球面収差，コマ収差，非点収差，像面弯曲，歪曲収差の5種類がある．球面収差はレンズ設計での低減が難しく，眼球光学系で絞りの役割を担う瞳孔によっての軽減が影響するのみと考えられている．また，コマ収差は視野周辺部への結像状態に影響するが，スタイルズ-クロフォード（Stiles-Crawford）効果により視細胞への入射効率が低下する[3]ため，あまり問題にならないとされる．像面弯曲は，網膜が適度に弯曲しているため，眼球の形状が収差の代償に寄与している．このような理由から，眼鏡レンズの収差補正は非点収差と歪曲収差

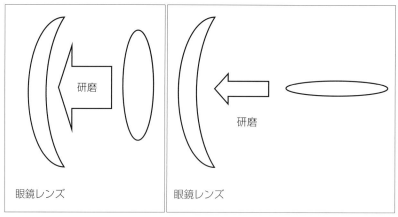

図 3. レンズ工場での作製イメージ図 　　a | b

矢印の左にある眼鏡レンズに対し，研削加工の場合(a)，切削工程後に研磨皿でレンズの形状を加工する．一方，切削加工の場合(b)，切削工程後に研磨皿より細かく，柔軟性のあるパッドで研磨することでより精密な設計を実現できるようになった．

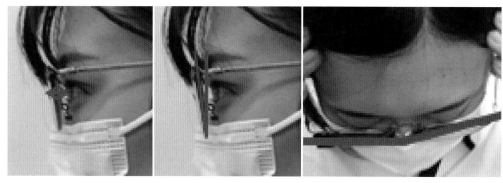

図 4. 眼鏡をかけた状態で見え方に関わる代表的なパラメータの図 　　a | b | c

それぞれ赤い矢印または線で表している．

a：頂点間距離
b：前傾角
c：そり角

の軽減に重点が置かれている．単焦点レンズであれば球面レンズを非球面設計にすることで非点収差および歪曲収差の軽減だけでなく，レンズ周辺部での屈折力誤差を減らす効果が期待できる．

近年，眼鏡レンズに用いられる特筆すべき技術革新として，レンズ研磨技術が研削加工から切削加工へ進化したことが挙げられる(図3)．研削加工とは，「ダイヤモンドホイール」を用いた切削工程と「研磨皿」と呼ばれる金属製の治具を用いた研磨工程からなる．切削加工とは，「単結晶のダイヤモンドバイト」を用いた切削工程と「研磨パッド」と呼ばれる柔軟性のある素材を用いた研磨工程からなる．このうち，研削加工ではトーリック面の

ような単純な形状しか加工できなかったが，後者の切削加工ではコンピュータの能力向上により複雑な自由曲面形状を加工することができるようになった．このような技術革新を背景にして最新のレンズとして紹介されているのが，眼鏡フレームの装用条件に合わせた個別設計のレンズ[4]である．個別設計とは，眼鏡をかけた状態でフレームの，①頂点間距離，②前傾角，③そり角といったパラメータに代表される数値を測定し，眼鏡レンズの設計に反映させるレンズのことである(図4)．眼鏡フレームの形状は顔の前額面に対し，前傾角・そり角ともに5〜10°程度の傾きがあることが多く，デザインによってはその範囲を超える形

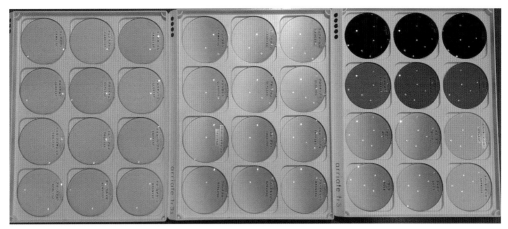

図 5. 着色レンズ

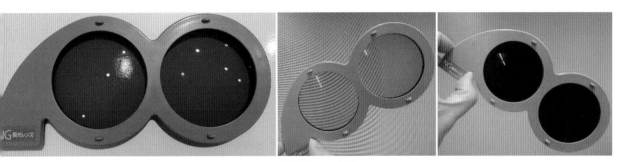

a | b | c

図 6. 偏光レンズ(a)
一定の方向に偏向した光を遮る効果がある. そのため, レンズの角度によって効果が変わる(b, c).

状もある. このような技術は単焦点レンズだけでなく各種累進屈折力レンズにも応用されている.

各種カラーレンズ

1. カラーレンズ(着色レンズ：図5)

周知のごとく光は波長によって分類され, 人間の可視光線の領域は380〜800 nm程度とされている. ほとんどのプラスチック素材はUVカット400の名称で400 nm以下の光線をカットできるようになっており, 紫外線の曝露についてほぼ心配する必要がない設計となっている. 眼鏡店で販売されているカラーレンズは基本的に可視光領域の一部をカットするが, 遮光眼鏡とは違い, 主に眼鏡作製希望者の美容面・ファッション性を向上させることが目的となる. ガラス素材も紫外線カットが可能なレンズもあるが, カットできる波長が320 nm程度(目安)となりプラスチック素材に比して効果が低く, カラーレンズも選定できる色が数種類に限られている.

2. 偏光レンズ(ポラライズドレンズ：図6)

偏光レンズは一定の反射光を選択的にカットするレンズである. 偏光軸は水平になるよう眼鏡に枠入れされ, 主に水面や路面からの反射光に有効なレンズとなる. 釣りを目的とした使用が代表的で, 水面の反射光で見えない魚の動きが偏光レンズをかけることで把握できるようになる. ちなみに, 眼科領域で行われる立体視検査のうち, titmus stereo testsの際にかけるサングラスが偏光レンズを利用している.

3. 調光レンズ(フォトクロミックレンズ：図7)

発色と退色の可逆反応が可能なレンズのことで, 基本的には紫外線に当たることで発色し, 屋内等, 紫外線がなければ退色して無色に近づく. レンズ自体の色が変わる特徴を備えており, そのスピードも改良されてきているが, 発色(30秒程度)に比して退色に要する時間が数分と長いこと, 気温等の影響により発色具合が変わること等に注意を要する. また, 車のフロントガラスなどに紫

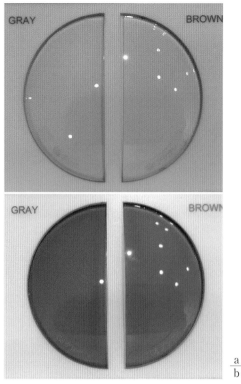

図 7. 調光レンズ
発色(b)と退色(a)の可逆反応が可能

外線カットが施されるようになり，紫外線をトリガーとしても発色しないことがあった．そのため近年，可視光線に反応する調光レンズ(可視光調光レンズ)も開発され，商品化されている．

補装具の申請

申請の対象となる眼鏡は，視覚障害者に対する補装具費支給制度，小児弱視等の治療用眼鏡[5)6)]，生活保護受給者に対する眼鏡，医療費控除の対象となる眼鏡[7)]が代表的である．本稿ではこのうち，視覚障害者に対する補装具費支給制度について解説する．

補装具とは，「障害者総合支援法に基づいて支給され，障害者等の失われた身体機能を補完または代替するための，更生用の用具」を指し，眼科医療にかかわる用具としては義眼や眼鏡・コンタクトレンズ，白杖等が該当する．また，眼科領域外の補装具として補聴器や人工内耳等が含まれる．

補装具申請を行う場合，視覚障害者手帳を有することが必要条件となる．手帳の等級は基本的に

関係せず，視力障害か視野障害かによって補助の対象が分けられる(表1)．補助の対象になる眼鏡は，①矯正眼鏡，②弱視眼鏡，③遮光眼鏡の3項目あり，それぞれ4年に1度を目安に申請が可能である．視野障害の場合，対象になるのは遮光眼鏡の1項目のみだが，視力障害の場合はすべての項目が対象となり，1項目ずつ最大3種類の眼鏡を同時に申請可能となる．また，同一項目でも「職業上または教育上等，特に必要と認められた場合」に重複申請が認められるケースがある．この点については自治体の判断が最終決定となるため，申請内容の方向性を決める観点からも，補装具費支給要否意見書をもらう際等に眼鏡作製希望者から申請窓口へ確認してもらうことを勧めている．

1. 矯正眼鏡

近視，遠視，乱視および老視の矯正を目的とする眼鏡で，処方箋をもとに作製する一般的な眼鏡が該当する．申請の上限額は球面度数や乱視度数の有無によって異なる．例えば球面度数が±6.00 D 未満の場合の上限額は19,360円であり，左右眼どちらかに乱視度数が入れば4,620円加算されトータルで23,980円まで申請可能となる．また，遠近両用等，累進屈折力レンズを認められる場合もあり，同じく±6.00 D 未満の場合，29,920円(乱視加算があれば34,540円)が上限額となる．

2. 弱視眼鏡(図8)

弱視眼鏡には焦点調整式と掛け眼鏡式の2種類がある．焦点調整式の代表例が単眼鏡であり，遠方～近方までピント調節が可能な用具が多い．一方，掛け眼鏡式はガリレイ式の望遠鏡システムが多く用いられるが，近用キャップと呼ばれる器具を追加しないと近方へのピント調節ができず，近用キャップのレンズ度数によって倍率や焦点距離が異なるため，使用するうえで注意する必要がある．焦点調整式の場合，申請の上限額が18,974円であり，掛け眼鏡式の場合は38,902円(主鏡が3倍以上の場合，23,108円を加算可能)となる．

地域は限定されるが，東京都および一部の政令

表 1. 補装具申請の一覧表

Ⅰ矯正眼鏡：視力を補正するための眼鏡 例）遠用眼鏡，近用眼鏡，遠近両用眼鏡等 Ⅱ弱視眼鏡：拡大を主な目的とした眼鏡(図8参照) 例）単眼鏡等 Ⅲ遮光眼鏡：眩しさを軽減するための眼鏡(図9参照) 例）東海光学 CCP シリーズ，HOYA レチネックス等 ※視力障害…Ⅰ〜Ⅲすべて申請可能 　　視野障害…Ⅲのみ申請可能

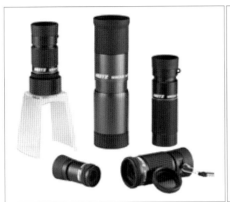
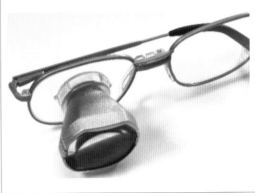

a|b 　　**図 8.** 焦点調整式弱視眼鏡(a)と掛け眼鏡式弱視眼鏡(b)

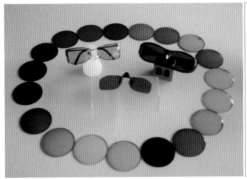
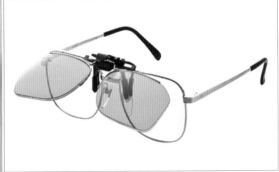

a|b 　　**図 9.** 遮光レンズのうち代表的な東海光学㈱CCP シリーズ(a)と
 前掛け式(クリップタイプ)(b)

指定都市において，拡大鏡を焦点調整式弱視眼鏡として認めるケースがある．

3．遮光眼鏡(図9)

遮光眼鏡は着色レンズのうち，短波長領域の光を選択的にカットする特徴を持つ．また，分光透過率を公表しそのグラフに従って作製されることから，レンズ注文時の再現性にも通常の着色レンズより優れている．当初は対象とされる疾患も限定的だったが，2010年3月より羞明の軽減に有効と医師が認めた場合に支給が認められるようになった．また，視覚障害者手帳を持っていない場合でも指定難病に該当すれば，同様の手続きを行い申請が可能となってきている．

遮光眼鏡には前掛け式と掛け眼鏡式がある．前掛け式はクリップオンと呼ばれる眼鏡の上に装着する用具を差し，申請の上限額は 22,790 円である．掛け眼鏡式は眼鏡枠に度数入りのレンズをはめ込むケースやオーバーグラス型等さまざまな種類があり，基準額は 31,800 円である．また使用用途の違いが認められることにより，屋外用と室内用の重複申請が可能な場合もある．

文 献

1) 魚里　博：眼鏡処方に必要な基礎光学．MB

OCULI, **23**：1-10, 2015.

2）平井宏明：収差. 眼光学の基礎（西信元嗣編）, 金原出版, pp. 35-39, 1990.

3）魚里　博：両眼視力と単眼視力. 日視会誌, **35**：61-66, 2006.
　　Summary　両眼視下と単眼視下の視機能の違いを瞳孔径と収差解析から示した文献.

4）金子　弘：眼鏡レンズの歴史と進歩. MB OCULI, **23**：12-21, 2015.
　　Summary　眼鏡レンズの歴史的観点からレンズ厚, レンズカーブの他, 個別設計についての詳細がある文献.

5）山田美樹, 杉山能子：治療用眼鏡の療養費給付の対象と方法. MB OCULI, **23**：71-74, 2015.

6）仁科幸子：乳幼児期の眼鏡・コンタクトレンズ. チャイルド・ヘルス, **22**：447-449, 2019.

7）植田喜一：眼鏡の医療費控除について（含：小児弱視治療用眼鏡）. すぐに役立つ臨床で学ぶ　眼鏡処方の実際（所　敬, 梶田雅義編）, 金原出版, pp. 129-134, 2013.

FAX 専用注文書

年　　月　　日

○印	MB　OCULISTA 5 周年記念書籍	定価(税込)	冊数
	すぐに役立つ眼科日常診療のポイント―私はこうしている―	10,450 円	

(本書籍は定期購読には含まれておりません)

○印	MB　OCULISTA	定価(税込)	冊数
	2022 年 ＿ 月～12 月定期購読(No. ＿＿～117：計 ＿ 冊)(送料弊社負担)		
	2021 年バックナンバーセット(No. 94～105：計 12 冊)(送料弊社負担)	41,800 円	
	No. 111　基本から学ぶ！ぶどう膜炎診療のポイント	3,300 円	
	No. 110　どう診る？ 視野異常	3,300 円	
	No. 109　放っておけない眼瞼けいれん―診断と治療のコツ―	3,300 円	
	No. 108　「超」入門 眼瞼手術アトラス―術前診察から術後管理まで― 増大号	5,500 円	
	No. 107　眼科医のための薬理学のイロハ	3,300 円	
	No. 106　角結膜疾患における小手術―基本手技と達人のコツ―	3,300 円	
	No. 105　強度近視・病的近視をどう診るか	3,300 円	
	No. 104　硝子体混濁を見逃さない！	3,300 円	
	No. 103　眼科医のための学校保健ガイド―最近の動向―	3,300 円	
	No. 96　眼科診療ガイドラインの活用法 増大号	5,500 円	
	No. 84　眼科鑑別診断の勘どころ 増大号	5,500 円	
	No. 72　Brush up 眼感染症―診断と治療の温故知新― 増大号	5,500 円	
	その他号数 (号数と冊数をご記入ください)　No.		

○印	書籍・雑誌名	定価(税込)	冊数
	目もとの上手なエイジング	2,750 円	
	美容外科手術―合併症と対策―	22,000 円	
	ここからスタート！眼形成手術の基本手技	8,250 円	
	超アトラス 眼瞼手術―眼科・形成外科の考えるポイント―	10,780 円	
	PEPARS No. 171 眼瞼の手術アトラス―手術の流れが見える― 増大号	5,720 円	
	PEPARS No. 147 美容医療の安全管理とトラブルシューティング 増大号	5,720 円	

お名前　フリガナ　　　　　　　　　　　　　　　　　㊞

診療科

ご送付先　〒　　－　　　　　□自宅　　□お勤め先

電話番号　　　　　　　　　　　□自宅　　□お勤め先

雑誌・書籍の申し込み合計 5,000 円以上のご注文は代金引換発送になります

―お問い合わせ先―
㈱全日本病院出版会営業部
電話 03(5689)5989
FAX 03(5689)8030

年　　月　　日

住 所 変 更 届 け

お 名 前	フリガナ	
お客様番号		毎回お送りしています封筒のお名前の右上に印字されております8ケタの番号をご記入下さい。
新お届け先	〒　　　　　都 道 　　　　　　府 県	
新電話番号	（　　　　　　）	
変更日付	年　　月　　日より	月号より
旧お届け先	〒	

※ 年間購読を注文されております雑誌・書籍名に✓を付けて下さい。

- ☐ Monthly Book Orthopaedics （月刊誌）
- ☐ Monthly Book Derma. （月刊誌）
- ☐ 整形外科最小侵襲手術ジャーナル （季刊誌）
- ☐ Monthly Book Medical Rehabilitation （月刊誌）
- ☐ Monthly Book ENTONI （月刊誌）
- ☐ PEPARS （月刊誌）
- ☐ Monthly Book OCULISTA （月刊誌）

FAX 03-5689-8030

全日本病院出版会行

Monthly Book OCULISTA バックナンバー一覧

通常号 3,300 円(本体 3,000 円+税)　　増大号 5,500 円(本体 5,000 円+税)

各目次等の詳しい内容はホームページ(www.zenniti.com)をご覧ください.

===== 次号予告（8月号）　　掲載広告一覧 =====

ステップアップ！黄斑疾患診療　―コツとピットフォールを中心に―

ニデック　　　　　　　　　18

編集企画／杏林大学教授　　　　井上　　真

編集主幹：村上　晶　順天堂大学教授	**No. 112　編集企画**：
高橋　浩　日本医科大学教授	野田　徹　国立病院機構東京医療センター眼科科長
堀　裕一　東邦大学教授	前田直之　湖崎眼科副院長

Monthly Book OCULISTA　No. 112

2022 年 7 月 15 日発行 （毎月 15 日発行）
定価は表紙に表示してあります．
Printed in Japan

発行者　　末　定　広　光
発行所　　株式会社　全日本病院出版会
〒 113-0033 東京都文京区本郷 3 丁目 16 番 4 号 7 階
　　　　電話 （03）5689-5989　Fax （03）5689-8030
　　　　郵便振替口座 00160-9-58753
印刷・製本　三報社印刷株式会社　　　電話 （03）3637-0005
広告取扱店　㈱メディカルブレーン　　電話 （03）3814-5980

© ZEN・NIHONBYOIN・SHUPPANKAI, 2022